I0438786

¡Enflácame!

Tony Arreola

Traducción de

Stephanie Razo

Renuncia

Todos los derechos reservados. Ninguna parte de esta publicación puede ser reproducida, almacenada en un sistema de recuperación o transmitida de ninguna forma ni por ningún medio, ya sea electrónico, mecánico, fotocopia, grabación o cualquier otro, sin el permiso previo del propietario de los derechos del autor, a Tony Arreola

Negación Médica

Esta publicación contiene las ideas y opiniones de su autor. Su objetivo es proporcionar información útil sobre los temas abordados en la publicación. Se vende con el entendimiento de que el autor y la editorial no se compromete a suministrar servicios médicos, de salud o cualquier clase de servicios profesionales en este libro. El lector debe consultar a su médico antes de adoptar cualquiera de las sugerencias de este libro o sacar conclusiones de ella. El autor y el editor renuncian toda responsabilidad por cualquier responsabilidad, pérdida, o riesgo, personal o de otra manera, en que se incurre como consecuencia, directa o indirectamente, del uso y aplicación de los contenidos de este libro.

¿Qué pasaría si tuvieras un secreto?

Un secreto que pudiera ayudar a todos los que

amas a alcanzar el cuerpo de sus sueños.

¿Lo compartirías? Yo lo hice ...

ÍNDICE

Prólogo

¿Estás listo? ¿Te sientes emocionado de finalmente poseer el cuerpo de tus sueños? Escribí este libro para ti; él que se la pasa subiendo y bajando de peso, él que siempre esta en dieta, él que dejó de ir al gimnasio, para la nueva mamá, la que sueña con tener un cuerpo de modelo, él que su propósito de año nuevo es rebajar de peso, él que toma pastillas para adelgazar, para aquella persona que ha intentado de todo sin tener éxito. Como entrenador personal, se que existe una gran cantidad de información acerca de cómo rebajar de peso. Debido a esto es difícil determinar lo que debemos hacer para obtener los resultados que queremos. Pero antes de preguntarnos qué debemos hacer, necesitamos descubrir la verdadera razón por la cual debemos hacerlo. Necesitamos establecer las bases y la mentalidad apropiada que requiere un programa exitoso para estar en forma. Entender el bienestar corporal y la mente es la mejor manera de lograr resultados a largo plazo. Este libro te enseñará los principales motivos que te llevarán a descubrir el verdadero secreto para mantener la pérdida de peso. Este libro está diseñado para convertir lo complicado en sencillo. Para hacer de la pérdida de peso una meta realista y que puedas disfrutar del mismo éxito que cientos de mis clientes han disfrutado.

Escribí este libro para todos aquellos que se han defraudado por las falsas promesas de como estar en forma. Yo en lo personal he rebajado más de cincuenta libras y me entristece mirar como las personas que desean estar en forma comienzan el proceso con planes inadecuados sin ninguna posibilidad de éxito. Aunque ellos deseen triunfar, sin el enfoque apropiado y la información correcta, estos planes no sirven de nada. Espero con este libro poder educar e informar. La gente necesita saber que el estar en forma es posible y que con el enfoque preciso, es realmente simple.

Este libro es diferente y esa es la razón por la cual funcionará. No solo está basado en los principales elementos de como estar en forma y que ya han sido comprobados, también presenta una historia fácil y rápida de leer diseñada para exponer temas complejos de una manera sencilla. Necesitas recordar que el estar en forma debe de ser divertido. Se trata del bienestar corporal, no de una tarea dolorosa. La salud es un tesoro maravilloso que podemos compartir unos a otros y con estos nuevos conocimientos acerca de estar en forma, claro que puede ser posible.

Primeramente, quisiera darle las gracias a todos mis clientes. Ustedes son la razón por la cual puedo realizar lo que tanto amo. Es por ustedes que llevo una vida plena. Su éxito me define y cada una de sus historias de vida es especial para mí. A cada uno de ustedes, les quiero dejar saber que es gracias a su apoyo y amor, que algo como esto puede ser posible. Por eso y muchas cosas más, les estaré eternamente agradecido.

También me gustaría darles las gracias a mi familia y amigos. He tenido consejeros memorables, líderes sobresalientes y amistades invaluables que le han dado forma a la mejor parte de mi vida. Ustedes siempre han creído en mí y en mis sueños. Gracias a los esfuerzos de Robert Diaz, pudimos traducir el libro en español. Finalmente, y lo más importante, es darle las gracias a mi madre, Sofía Martinez. Ella ha sido la persona que me ha apoyado a lo largo de toda mi vida. Siendo una mujer inmigrante y madre soltera de cuatro hijos, todavía me sorprende su capacidad de resistir ante cualquier situación, su fuerza y sobre todo el amor hacia sus hijos. Gracias mamá por creer en mí, esto es para ti.

¡Enflácame!

Intento, Intento y Luego Intento
un Poquito Más ...

¿Qué fue lo que pasó? ¿Cómo me permití llegar a estar así? Mi vida está fuera de control. Todavía recuerdo aquellos días hermosos de verano cuando me sentía orgullosa de mi cuerpo. Parece que fue hace siglos. Ahora comprar ropa es tan deprimente. Nada me queda bien y quiero llorar cada vez que veo el reflejo de esa imagen espantosa en el espejo. Me escondo de mis viejos amigos. Paso con velocidad frente a los espejos. Ya ni si quiera recuerdo la última vez que me sentí ... sexy. ¿Cómo pasó esto? Esta no debería de ser mi vida. Odio sentirme así. Estoy tan frustrada.

Aubrey se preparó para irse de su clase de Spin, repugnando su cuerpo. De repente se detuvo y se miró rápidamente en el espejo. *Odio como me veo. ¿Acaso todos me están mirando? Apuesto que se están preguntando que estoy haciendo aquí. Probablemente, están haciendo apuestas de cuanto voy a tardar en tirar la toalla.*

Mientras Aubrey rejuntaba su bolsa escuchó a una pareja de muchachas flacas hablando de su entrenador personal.

"¿Puedes creer que rebajé veinticinco libras?" dijo una de las muchachas flacas.

"Ya sé. Yo rebajé treinta. Y lo más sorprendente es que no estuvo tan difícil," contestó la otra muchacha flaca.

"Le agradezco que haya podido hacer un espacio para nosotras en su agenda."

"¡Ay ya sé! Él siempre está muy ocupado."

Mientras Aubrey se iba, se preguntaba de quien estarían hablando aquellas muchachas flacas. *De seguro es un entrenador presumido y creído que trabaja en el gimnasio,* pensó. En el pasado Aubrey había tenido experiencias malas con entrenadores personales y sus técnicas corrientes de ventas. Siendo una mujer que sufría de sobrepeso, sentía que era presa fácil. No tenía idea de cuanto era su sobrepeso ya que se rehusaba a subirse a una báscula. El sólo hecho de pensar en lo que la báscula le podía decir le ponía la piel chinita. Sin embargo, Aubrey se sentía realizada ya que el instructor de Spin les había asegurado que todos habían quemado más de mil calorías. Mientras se iba, se despidió de la recepcionista.

"¡Adiós Aubrey! ¡Espero verte pronto!" exclamó la recepcionista.

"Adiós," contestó Aubrey. *¿Acaso está insinuando que no voy a regresar? ¿Cómo supo mi nombre? ¿Y por qué le importa si regreso o no?*

A pesar de todo, esa recepcionista no le iba a arruinar su día. Aubrey se sentía realizada. Era un año nuevo y Aubrey tenía su misión. Se las arregló para sobrevivir una hora intensa en la clase de Spin, su primer entrenamiento en seis meses. Su nuevo plan incluía seis días de ejercicio, lo cual era un avance en su propósito de este año nuevo. De esa manera si faltaba uno o dos días, todavía tenía la oportunidad de hacer ejercicio por cuatro días. Aubrey también empezó una nueva dieta, "20 Libras en 20 Días," era una dieta estricta basada en jugos. Aunque Aubrey ya había probado esta dieta varias veces, esta vez ella estaba segura que iba a funcionar. Este era su año, nada como el año pasado o el anterior a ese. Aubrey se sentó en su carro cubierto de envolturas de comida rápida y con la mirada perdida pensó.

¡Híjole! Estoy cansada y me muero de hambre. Ya sé que empecé mi dieta hoy pero me he portado bien todo el día y en el trabajo me estresé. Debería de irme a la casa a prepararme mi jugo … pero como quemé un montón de calorías puedo pasar por Tom's y comprarme un combo más chiquito. Sí, eso voy a hacer. Sólo esta noche. Mañana empiezo la dieta otra vez. Aparte me lo merezco. Hoy le eche muchas ganas al ejercicio.

Aubrey se dirigió a su restaurante favorito de comida rápida y ordenó lo de siempre. Sin embargo, sus intenciones eran buenas ya que su sesión de ejercicio había sido intensa y eso le hacía creer que se había ganado esa comida. Después de unas cuantas horas de haber estado mirando sus novelas, Aubrey se recostó en la cama y mirando fijamente al techo pensó.

¿De qué estarían hablando aquellas muchachas flacas? ¡Enflacar no es fácil! Ha sido difícil toda mi vida. Cómo se atreven a decir que el problema más grande que tengo, ellas lo resuelven en un abrir y cerrar de ojos. De seguro, tienen metabolismo rápido o probablemente se mueren de hambre.

Aubrey había luchado contra su peso desde la universidad y su reciente divorcio sólo empeoró el problema. Durante los últimos tres años, desde que finalizó el divorcio, ella había probado varios métodos para adelgazar. Desde "Ponte Musculosa en 90 Días," zapatos chistosos que supuestamente levantaban las pompis, métodos raros de espolvorear la sal en la comida, fajas que ahorcaban, ejercicios de abdominales, limpiezas de cuerpo que la mataban de hambre, quemadores de grasa y hasta un palito vibrador de dudosa reputación. Falsas promesas eran el único resultado.

"Pi ... Pi ... Pi ..." Sonó la alarma de Aubrey. Todos los días dejaba que la alarma sonara al menos unas cinco veces antes de levantarse. Conforme empezó a moverse sintió algo extraño. O estaba muerta, o el cuerpo ya no le respondía. Se dio cuenta que su cuerpo empezó a resentir el ejercicio de la noche anterior. Sonrió y pensó, *Sin sacrificio no hay recompensa, ¿qué no?*

Aubrey se apresuró a arreglarse para irse a trabajar. Siempre se le hacía tarde. Se desayunó rápidamente el jugo programado del día y se fue como rayo al trabajo. Aubrey era asistente ejecutiva de una de las empresas de relaciones públicas más prestigiosas de la ciudad. Empezó a trabajar ahí desde que se graduó de la universidad, hacía ya casi diez años. Su desempeño diario la hizo ascender en la compañía.

"Buenos días Aubrey," su secretaria le dio la bienvenida.

"Oh, hola Carrie," contestó Aubrey.

"No te miras nada bien. ¿Te sientes bien?"

"¿Qué que? Ah claro, estoy bien, solo adolorida de mi clase de Spin. ¡Me duelen las pompis! ¡Me duele todo lo que se dice todo! Hasta me duele cuando voy al … Bueno, te ahorraré los detalles," bromeo Aubrey. "Pero pues como dice el dicho, 'Sin sacrificio no hay recompensa.'"

"Me imagino," contestó Carrie.

"¿Qué quieres decir?"

"Bueno, una de mis amigas flacas dice que el ejercicio no tiene que doler," dijo Carrie. Carrie era una mujer corpulenta que ocupaba rebajar unas cuarenta libras. Ella también al igual que Aubrey había tratado todas las dietas habidas y por haber, cada semana empezaba una diferente. Por alguna extraña razón parecía que cada vez se ponía más gordita.

Aubrey no le dio mucha importancia a los comentarios de su secretaria e inició su jornada de trabajo. Leyó correos electrónicos, contestó llamadas telefónicas y trabajó sin parar. Se acercaba una fecha límite para completar una presentación importante. Las presentaciones para clientes distinguidos siempre estresaban a Aubrey y esta que ya estaba en puerta no era la excepción. Cada vez que el trabajo aumentaba sufría de ansiedad. Conforme se acercaba la hora de la comida se levantaba su estado de ánimo. Era la hora donde podía escapar de todas las presiones del día y recompensarse a ella misma por su arduo trabajo.

¡Chin, ay no! ¡La maldita dieta! De repente la hora de comida ya no sabía tan buena como antes. Mientras Aubrey iba a la sala de descanso de su trabajo a recoger su jugo, recordó que no le había contado a nadie sobre su última dieta. Si hacia trampa nadie la iba criticar o a juzgar. Voló al carro y se fue a comer a su restaurante mexicano favorito.

4

¡Ay, estuvo delicioso, para chuparse los dedos! Mientras manejaba de regreso a la oficina un sentimiento horrible de culpa la perseguía. Cuando llegó a la oficina le dijo a esa vocecita enfadosa dentro de su cabeza que se callara. No paso mucho tiempo antes de que las presiones de trabajo comenzaran de nuevo y Aubrey a estresarse junto con ellas. Las horas se pasaron volando y ya era tiempo de irse a casa.

¿Iré al gimnasio? No sé; estoy medio cansada. Ha sido un día muy largo. Contempló la idea de ir al gimnasio como ya lo había hecho en varias ocasiones, pero siempre terminaba convenciéndose a si misma de no hacer ejercicio.

¡Ay ya sé! ¡Mañana sí iré al gimnasio y hare doble ejercicio! Aubrey no fue al gimnasio pero sí a otro de sus restaurantes favoritos de comida rápida y ordenó su hamburguesa. *¡Qué día, Dios mío!* Después de ver sus novelas favoritas cayó rendida a la cama.

Al día siguiente fue la misma rutina de siempre, el mismo episodio estresante. Mientras Aubrey se aproximaba al gimnasio después del trabajo se acordó de la promesa que había hecho de hacer doble ejercicio. Lo del ejercicio no sucedió, pero Aubrey sí asistió a la clase de Spin. Tenía todo el cuerpo adolorido de la clase anterior así que se fue a la mitad de la clase. Cuando iba de salida se encontró con la recepcionista.

"Aubrey, regresaste. ¡Felicidades! ¿Terminaste temprano?" preguntó la recepcionista.

Aubrey voltio avergonzada, "Umm, lo que pasa es que tengo que preparar una presentación importante. Como comprenderás no me puedo quedar hasta que se acabe la clase. Pero al menos vine. Peor es nada."

"Bien por ti. ¡Sigue así! Pronto lo vas a lograr," dijo la recepcionista animada.

Aja, sí, lo que tú digas maldita flaca ... "Gracias," dijo Aubrey.

Después de su ejercicio, Aubrey decidió continuar en su intento por estar saludable. Eso de los jugos había quedado en el pasado, pero aun así de mala gana ordenó un sándwich. Esto era un pequeño consuelo mientras continuaba con su compromiso de deshacerse de su vergonzoso peso.

Ultimadamente, ¿Quién es el Sr. Flaco?

Aubrey continuó con su esfuerzo bien intencionado y desorganizado de estar en forma. Cuando inició su nuevo programa para adelgazar planeó una limpieza con jugos, seis días de ejercicio a la semana y cero pastel de chocolate. Al finalizar la tercer semana, como siempre, únicamente había completado una semana y media de la dieta de jugos, un total de cuatro sesiones de ejercicio y disfrutado de tres pasteles de chocolate. Se quedó contemplando la pared de su oficina y después agachó la cabeza contra el escritorio. *¡No puede ser! ¡Me comí de pasteles de chocolate como las veces que hice ejercicio! ¿Qué me pasa? ¿Por qué siempre caigo en lo mismo? Soy todo un fracaso. Debería de darme por vencida y quedarme gorda toda la vida, al menos seré feliz.*

Mientras se lamentaba, Carrie entró a la oficina.

"¡Ay! Disculpa Aubrey."

Aubrey levantó la cabeza con la mirada triste y lágrimas en sus ojos. "Está bien Carrie, no te preocupes. Solo pensaba en mis fracasos. ¿Por qué no puedo adelgazar?"

"Pues no sé. Para mi te miras perfectamente bien."

"No me tienes que mentir, yo sé que estoy gorda. Pero es que esta vez realmente lo intenté. Es súper frustrante," dijo Aubrey.

"Yo sé, yo sé ..." Después de un largo silencio. "¿Has considerado al Sr. Flaco?" preguntó Carrie.

"¿El Sr. Flaco? ¿Quién es ese?"

"Él es el entrenador del gimnasio Total Body Project. Mi amiga rebajó un montón entrenando con él. Ella jura que él es lo mejor de lo mejor," dijo Carrie.

"No sé. Los entrenadores no me gustan mucho que digamos. No he tenido muy buenas experiencias con ellos," dijo ella.

"Pues yo pienso que si vale la pena al menos intentarlo. He escuchado que el 90% de sus clientes han tenido éxito. El único problema es que te haga un espacio en su agenda," dijo Carrie.

"No sé, ya veremos. Gracias por escuchar mis quejas Carrie."

"¡Jaja! No hay problema. Créeme que todos hemos estado en esa situación," afirmó Carrie encogiendo los hombros.

Después del trabajo, Aubrey llego al gimnasio como pudo. Cuando entró, miró fijamente al Sr. Flaco. Él estaba entrenando una de sus clientas, y aunque estaban haciendo ejercicio se miraban muy platicadores.

¡Qué raro! ¿Por qué hablaran tanto? ¿Estará bueno el chisme? Ella debería estar a todo lo que da levantando pesas. En fin, hora de ir a mi clase de Spin.

Aubrey logró una vez más sobrevivir su intensa clase de Spin. Mientras se iba escuchó al Sr. Flaco.

"¡Felicidades Lisa! ¡Estoy muy orgulloso de ti porque rebajaste veinticinco libras! Y estoy muy emocionado por tu primer maratón este domingo. ¿Puedes creer que hace seis meses ni si quiera podías correr una milla? Tu progreso ha sido impresionante," dijo el Sr. Flaco.

El Sr. Flaco tenía el cuerpo de todo un atleta en conjunto con una sonrisa carismática. De hecho parecía estar siempre más feliz de lo normal.

"Gracias Sr. Flaco. Nunca me imaginé que a mi edad pudiera lograr tantas metas. ¡Me siento increíble!"

El Sr. Flaco encaminó a su clienta hasta la puerta.

Hmmm, ¿podrá el tal Sr. Flaco ayudarme? No sé ... ¡Ah que importa! Rápidamente juntó sus cosas y se fue a la recepción.

"Hola Aubrey," dijo la recepcionista.

"Hola."

"¿En qué te puedo servir?"

Aubrey se reclinó en el mostrador y con voz bajita le dijo, "Acá entre nos, ¿qué me puedes chismear del Sr. Flaco?"

La recepcionista sonriendo le dijo, "Déjame adivinar. ¿Quieres entrenar con él, verdad?"

"Bueno ... quizás. ¿Cómo sabes?"

"Todos quieren entrenar con él. Él es el mejor. De hecho, él me entrenó a mí," dijo ella. La recepcionista estaba en excelente forma. "Sí, él entrena a todos los empleados. Dice que quiere que sus trabajadores realmente entiendan lo que es estar en forma y saludable. Eso es lo que hace a nuestro gimnasio especial."

"¿De casualidad trabaja con otros clientes? ¿Cómo con miembros del gimnasio?" preguntó Aubrey.

"Con pocos, pero con los que está los ha entrenado por años. La verdad no sé si está aceptando nuevos clientes."

"¿Le podrías preguntar?"

"Pues está parado detrás de ti," dijo la recepcionista apuntando al Sr. Flaco.

Aubrey se voltio despacito y le sonrió, "Hola Sr. Flaco."

"Hola. Ya las vi señoritas que están hablando de mi eh," dijo él sonriente. "Nada más espero que sean cosas buenas."

"Bueno, sí. Tenía curiosidad … Podría … Tendría tiempo …" empezó preguntando.

"¿De entrenarte?" él contestó.

Aubrey le contestó con la cabeza que sí.

"Depende. ¿Qué tanto lo quieres?" él le preguntó.

"Realmente lo quiero," dijo ella.

"¿Estás dispuesta a hacer todo lo que yo te diga?"

"¿Cómo qué?" ella respondió.

"¿Cómo escuchar y aprender todo lo que te enseñe?"

"Sí," dijo Aubrey.

"Y," intervino el Sr. Flaco.

"¿Y?"

"Registrar tus comidas, hacer actividades cardiovasculares y obedecer con una mente abierta," él continuó.

"¿Quieres que registre mis comidas?" Aubrey respondió un poco disgustada. "Bueno, pues OK. Si tú dices."

"¿Bueno? Entonces quizás," dijo el Sr. Flaco y se retiró.

Aubrey se sintió confundida y molesta, pero aun así lo persiguió.

"¿Quizás? ¿Eso qué significa?"

"Mira Aubrey, he estado haciendo esto por quince años y si no estás comprometida cien por ciento no te voy a hacer perder tu tiempo, ni yo voy a perder el mío. Yo no estoy aquí para jugar juegos. O estás en esto o no estás. Mi reputación depende del éxito de mis clientes y eso yo lo tomo muy personal. Si no estás lista para comprometerte entonces no lo hagas."

Aubrey se sorprendió por la manera que el Sr. Flaco le contestó. Ella tratando de darle negocio y él parecía que lo estaba rechazando.

"Yo sé que has fracasado docenas de veces y lo siento mucho. Pero si no tomas esto en serio, yo no te puedo ayudar. De todas formas por el momento no tengo espacio disponible; lo más pronto que podría ayudarte sería en dos semanas y es únicamente temporal en lo que regresa uno de mis clientes que se encuentra de viaje. Aquí está mi número. Si decides tomar las cosas con seriedad llámame y prometo tratar de ayudarte lo más que pueda."

Aubrey tomó la tarjeta y caminó hacia su carro repitiendo las palabras del Sr. Flaco, "Prometo tratar de ayudarte lo más que pueda." Se sintió segura. Finalmente, no estaría sola en la horrorosa experiencia de tratar de adelgazar. Tomó su teléfono, respiro profundo y marcó el número.

"Bueno, habla el Sr. Flaco."

"Estoy lista."

¡Enflácame!

¿Qué si no me puede ayudar? Ira a pensar que estoy muy gorda. ¿Y si vuelvo a fracasar? ¿Qué tal si … y que tal si? Aubrey estaba ansiosa por su primera sesión con el Sr. Flaco. Su reputación de ser estricto y directo la tenía muy intranquila.

"¿Aubrey?"

"Sí, hola," la sonrisa cálida del Sr. Flaco la hizo sentir un poco más cómoda.

"¿Estás lista? Estoy súper emocionado de empezar a trabajar contigo."

¡No pues, wow! ¡Este muchacho sí que vive contento! Me pregunto si estará actuando. En fin, de perdida parece que sí le importa.

"Bueno Aubrey, hoy será un día sencillo. Vamos a recopilar tu información personal, tomarte una foto y a aprender cuáles son tus metas. Pero lo más importante ¡es que nos vamos a divertir! Te voy a dar tres tareas. Esas tareas ayudarán a establecer la fundación de nuestro programa mental para estar en forma. El aspecto del programa mental es igual o más importante que el físico," explicaba el Sr. Flaco mientras caminaban por el gimnasio.

¿Qué que? ¿Entonces hoy no vamos a hacer ejercicio ni a sudar la gota gorda? Ella se había preparado mentalmente para una intensa sesión de ejercicio. Cuando se dio cuenta que el Sr. Flaco le haría preguntas personales se sintió avergonzada. ¡No tenía otra opción más que contestar! Qué tal si le preguntaba

sobre su adicción al pastel de chocolate. Y por si fuera poco, lo único que le faltaba era que le tomaran ¡otra foto de gorda!

El Sr. Flaco percibió la tensión de Aubrey. "Relájate Aubrey, hoy es el primer día. Ponlo de esta manera; hoy estas en la peor condición física. Pero de ahora en adelante, cada día estarás en mejor forma. Todos los días será un paso hacia adelante, o quizás un paso hacia al lado, pero nunca un paso hacia atrás. Yo creo en ti."

Aubrey torció los ojos asegurándose de que el Sr. Flaco no la viera. No le agradaba mucho que alguien confiara en ella.

Se sentaron en la oficina del Sr. Flaco la cual estaba llena de increíbles fotos del antes-y-el-después. "Aubrey, ¿qué tipo de metas tienes respecto a estar en forma?" preguntó el Sr. Flaco.

"¡Enflácame!" salió el grito. "Ay, disculpa … pues tú sabes …"

Los dos se rieron. "Jaja, Sí. Nunca había escuchado eso antes. Y déjame adivinar … ¿Quieres que sea ya ahorita? ¿Verdad?" respondió el Sr. Flaco. "Bueno, parece que quieres perder peso."

Aubrey contestó con la cabeza que sí.

"¿Cuánto peso quieres rebajar?"

"Todo," Aubrey sonrió.

"Ya veo," contestó el Sr. Flaco. Esta historia sonaba muy familiar. Él había sido entrenador por más de quince años y parecía que todos sus clientes deseaban rebajar de peso en grandes cantidades y lo más pronto posible. Esta estrategia estaba llena de fallas. Pero él sabía que decirles eso a sus clientes al principio del proceso podría causar que perdieran esperanzas o motivación. "Bueno Aubrey, vamos a hacer esto lo más rápido posible. Pero honestamente mi meta es educarte y que aprendas los conceptos principales para rebajar de peso. Cuando aprendes bien estas lecciones, ellas se quedarán contigo el resto de tu vida. Recuerda que vas a querer estar en forma ahora, mañana y por siempre. El bienestar corporal no es un destino, es un camino que hay que recorrer.

"Lo que necesito que hagas es que te lleves este cuaderno. En un lado quiero que escribas lo que comes, incluida la hora del día. Por el momento no quiero que te preocupes por calorías o nada de eso. También quiero que pongas una palomita cada vez que tomes agua. Vamos a analizar diferentes comportamientos pero también quiero que pongas atención a esa vocecita dentro de tu cabeza. En este momento esa vocecita está callada y apagada. Necesitamos enseñarle a esa voz como hablar más fuerte. Por ahora sólo ponle atención. Del otro lado del cuaderno vas a escribir Las Analogías Poderosas del Sr. Flaco. Estas son analogías para estar en forma que te ayudarán a entender el bienestar corporal de una manera fácil. Estas analogías juntas formarán nuestro MAD PLAN. Lo llamo el MAD PLAN porque cada letra simboliza los pilares para estar en forma y los cuales son esenciales en nuestra transformación."

Aubrey anotó todo lo que el Sr. Flaco estaba diciendo. *Este tipo cobra caro, y todo lo que estamos haciendo es tomando notas, haciendo tarea y registrando mis comidas ¿De perdida iremos a hacer ejercicio? Ojalá que sí sepa lo que está haciendo.*

"Correcto. Existen muchas cosas que tienes que aprender para ponerte en forma. Ocupas entender los elementos de mi programa. Entender la razón de estos elementos es crucial para tener éxito," dijo el Sr. Flaco. Él había tenido éxito con el 90% de sus clientes. Si Aubrey ponía atención, ella también disfrutaría del éxito.

"Ahora, antes de que te de tu tarea, necesito que seas honesta conmigo," le dijo el Sr. Flaco.

Aubrey se puso nerviosa pero con la cabeza le contestó que sí.

"El elemento más importante de cualquier programa es primeramente aceptar la responsabilidad de tus decisiones y las consecuencias de tus actos. Esto no es negociable. Si no te puedes comprometer a esto entonces aquí lo dejamos. No te voy a servir de nada. Pero si estas dispuesta a comprometerte a esta simple pero poderosa filosofía, disfrutarás de la vida con el cuerpo que siempre has soñado. Aubrey, ¿crees que te puedas responsabilizar de tus actos completamente?"

Aubrey se voltio y se miró fijamente a sí misma en uno de los espejos gigantes de la oficina.

Aubrey consideró la pregunta. Esto era todo un nuevo y profundo concepto para ella. Recordó sus intentos anteriores para rebajar de peso y cuando culpó al aparato para hacer abdominales, la dieta que la mataba de hambre, los ejercicios raros que promovían las actrices de telenovelas, las personas que querían sabotear sus planes ofreciéndole comida chatarra incluyendo los eloteros y paleteros. Siempre había culpado a todos y a todo pero menos a ella misma.

"¿Aubrey?" intervino el Sr. Flaco.

"¿Qué?, digo sí. Sí puedo," Aubrey reaccionó.

"Bien. Te prometo que ésta es una de las mejores decisiones que pudiste haber tomado. Ya me siento orgulloso de ti. Se requiere bastante valor para venir a hablar conmigo para recibir ayuda. Estás en tu camino al éxito y quiero que sepas que estoy aquí para lo que se te ofrezca. Siempre estaré aquí. Ahora, mañana y después de que terminen las sesiones. Ahora, una sonrisa grande, pero recuerda solo las sonrisas grande ... las galletas chiquitas, siempre chiquitas," bromeó el Sr. Flaco.

Aubrey se rio y dio una sonrisa grande.

"Gracias Sr. Flaco. Esto significa mucho para mí," contestó Aubrey. Se sintió mejor y afortunada por la oportunidad de trabajar con el Sr. Flaco, su primer compañero de verdad en el camino para rebajar de peso.

El Sr. Flaco le entregó a Aubrey su primera tarea y le dio instrucciones de abrir su cuaderno para anotar su primera analogía.

"Mira Aubrey, este camino es como viajar por un bosque desconocido. No conoces el camino exacto ni que tan lejos o traicionera será la búsqueda. Los verdaderos peligros del bosque caen en lo desconocido. ¿Cómo podrías sobrevivir tu sola? Yo, por otro lado, ya he atravesado ese bosque varias veces. Con seguridad, yo he atravesado ese difícil camino con distinta gente, tomando en consideración cada una de sus destrezas y proporcionándoles un curso apropiado. No sólo puedo trazar la ruta, también sé el camino más rápido y el más seguro. Así que escucha detalladamente, sígueme muy cerca y disfruta los frutos del éxito."

Aubrey se sentía fascinada y muy bien en cuanto a su primer día con el Sr. Flaco. Su próxima cita iba a ser dentro de una semana, pero ella tenía tarea que hacer. Escribió sus comidas y trató de escuchar aquella vocecita en su cabeza. *Bueno vocecita, ya ponte la pilas y no me vallas a fallar.*

¿Qué es Eso de Caloría?

> ¡Felicidades y bienvenida al resto de tu vida! Tu primer trabajo es aprender lo más que puedas acerca de la relación entre una caloría y la Ley de Conservación de la Energía.

Aubrey leyó la primera tarea en su cuaderno y empezó a investigar sobre el tema.

> Caloría: unidad de energía definida como el monto de energía requerido para elevar la temperatura de un gramo de agua en un grado centígrado.

> Ley de Conservación de la Energía: la energía no puede ser creada o destruida.

> Una libra equivale a 3,500 calorías.

Mientras Aubrey escribía estos datos, se empezó a preguntar sobre la relación entre la comida y el ejercicio. *Parece que la energía que consumo, o calorías y la energía que quemo son lo mismo. ¿Podrá ser esto correcto? Se me hace muy simple. No creo que este bien. El Sr. Flaco aclarará mis dudas.*

Registró sus comidas incluyendo la hora del día que las consumía. Realizó esta tarea por el resto de la semana. La vocecita en su cabeza trataba de evitar que tomara malas decisiones, pero no podía hacer nada contra el razonamiento de Aubrey. Ni siquiera los sentimientos de culpa influyeron en el comportamiento de Aubrey, sin embargo, sí intentó ser más precavida con las comidas que consumía ya que sabía que el Sr. Flaco le revisaría sus registros de comida.

Aubrey llego a la semana siguiente con todos sus registros de comida anotados y lista para su sesión de ejercicio.

"Bienvenida de nuevo Aubrey," dijo el Sr. Flaco mientras la saludaba de mano.

"Oh, hola. ¿Cómo estás?"

"Espectacular; otro día viviendo mi sueño," contestó el Sr. Flaco. Su entusiasmo era radiante. "Bueno, veamos cómo te fue con la tarea."

El Sr. Flaco analizó el registro de las comidas de Aubrey y escribió notas al respecto. Puso caritas felices junto a las buenas decisiones y circuló las comidas chatarras. También se dio cuenta de los espacios que existían entre cada comida. "Bueno, pues … no se mira tan mal."

Aubrey estaba sorprendida, "¿En serio?"

"Para ser tu primera semana, aclaro. Lo que en realidad estaba buscando era honestidad, responsabilidad y la hora en que consumías cada comida. Estas siendo honesta y aceptando responsabilidad."

"¿Tome muchas decisiones malas?" preguntó Aubrey.

"Pues … sí," contestó el Sr. Flaco con una sonrisita.

"Mira Aubrey, es como una balanza de decisiones. En esta balanza imaginaria necesitas analizar todas las decisiones malas que has tomado en el último año. En el lado izquierdo pones las decisiones malas que tomaste durante el año y en el lado derecho pones las decisiones buenas. En tu caso en particular, la balanza se inclina al lado izquierdo. Tu balanza tiene más decisiones malas que buenas. Conforme empieces a avanzar positivamente, la balanza se inclinara a tu favor. Lento pero seguro. Añadirás más decisiones buenas a tu balanza y se ladeara al centro. Cuando la balanza no se incline para ningún lado y se quede en medio, sabrás que has tomado el mismo número de decisiones buenas y malas. Pero para que exista un progreso de verdad, necesitas más decisiones buenas. Necesitas portarte bien mucho más que te portaste mal."

Aubrey apuntó su segunda analogía. "Ahora, regresemos y recordemos esa vocecita dentro de tu cabeza. ¿Recuerdas a ese muchacho?" continuo el Sr. Flaco.

"Sí, lo escuché, pero lo ignoré. Ya sabes, si se lo propone puede ser súper enfadoso," contestó Aubrey.

El Sr. Flaco se rio entre dientes. "Sí, ya sé cómo te sientes. Pero necesitas capacitar a esa voz para que te ayude a tomar mejores decisiones. ¿Tomaste agua?"

Aubrey se sintió apenada y sacudió la cabeza, "Estuve muy ocupada en el trabajo y se me olvido."

"Aubrey, tomar agua es muy importante. ¿Sabías que cuando tenemos sed nuestro cerebro lo interpreta como si tuviéramos hambre?"

"¿Apoco sí?"

"Tomar agua es una manera muy fácil de hacernos sentir llenos. De esa manera es menos probable que tomes malas decisiones. Esto es fácil y lo tienes que hacer. ¿Me entendiste?" la regañó el Sr. Flaco.

"Si, más agua. Lo entendí," Aubrey movió la cabeza contestando que sí.

"También noté los espacios donde deberías añadir una comida pequeña. No es recomendable que dejes que pase mucho tiempo entre una comida y otra. Y cuando digo comidas me refiero a cada vez que comas, así sea una botana nada más. Necesitas comer consistentemente. La razón es simple. Cuando dejas pasar mucho tiempo entre las comidas, más de cinco o seis horas, tu cuerpo se confunde y siente que no va a comer otra vez por otras cinco o seis horas. Esto causa una reacción química en el cerebro que provoca antojos por comidas grasosas. A tu cuerpo se le antojan las comidas grasosas porque contienen más energía almacenada."

"¡Oh wow! Yo no sabía eso," contestó Aubrey. Ella solo comía dos veces al día, usualmente almuerzo tarde y cena, pero pues su vida era un desastre. Se preguntaba cómo iba a encontrar tiempo para desayunar y aparte para botanas. "¿Qué puedo comer de botanas?"

"Tienes que procurar comer cada tres o cuatro horas. Cuando sea hora de una botana chiquita, puedes comer cualquier cosa saludable que cuente con alrededor de doscientas calorías. Una manzana, una naranja o un pedazo de queso. La clave es consistencia y comidas pequeñas," explicó el Sr. Flaco.

"Mira Aubrey, es como la cena de acción de gracias. Sabemos que ese día no es solo para comer, sino para devorar. Para comer lo que sea que nos pida nuestra panza y corazoncito. La mayoría de la gente se rehúsa a comer todo el día hasta la hora de la cena y terminan malpasándose todo el día. No comen en todo el día con una sola intención: Cuando por fin llegue la bendita y tan esperada cena al estómago les sabrá como a manjar de los Dioses. Ahora tomemos en consideración la misma cena espectacular. ¿Qué pasa si te comes una manzana justo antes de la cena? ¿Qué va a pasar con ese delicioso manjar de los Dioses? ¿No sabe igual verdad? Sabe a la misma comida de todos los días. ¿Se te hace raro? La composición de la comida no ha cambiado ni un poco. La diferencia es como nuestra mente interpreta la comida. Es fascinante."

Aubrey se sintió culpable ya que sabía que ella se comportaba de la misma manera. Si comía algo antes de cenar, de una forma u otra echaba a perder su cena. No sabía igual. Nunca antes lo había mirado desde ese punto de vista.

"Vas por buen camino Aubrey. Felicidades," dijo el Sr. Flaco. "Ahora vamos a revisar tus investigaciones." Aubrey sacó su información.

"Dime ahora, ¿tú qué piensas que significan todos estos datos científicos?" preguntó el Sr. Flaco.

Aubrey se sorprendió. "Pensé que tú me ibas a explicar todo eso," ella le contestó.

El Sr. Flaco sonrío, "Bueno, Yo ya sé que significan. Quiero saber lo que tú piensas."

Aubrey no estaba segura que contestar. Se quedó callada.

"Aubrey, tú me dijiste que eras asistente ejecutiva de la empresa donde trabajas, ¿no es así?"

Aubrey contestó con la cabeza que sí.

"No llegas a tener posiciones como esa si no usas tu cabeza. Quiero que pienses acerca de estos términos y me digas la interpretación correcta," dijo el Sr. Flaco con voz fuerte.

Aubrey sintió que la estaba retando y quiso contestar. Repasó las notas que había escrito sobre el tema y dijo, "Bueno, de acuerdo a la Ley de Conservación de la Energía, la energía no puede ser creada o destruida. La energía se mide en forma de calorías. Una libra es el equivalente a tres mil, quinientos calorías; consecuentemente, para rebajar una libra, necesito quemar tres mil, quinientos calorías."

"Sí, eso es correcto. ¿Qué más?"

¿Qué más? ¿Pues de que habla este tipo? Aubrey se rascó la cabeza.

"¿Cómo es que alguien rebaja o sube de peso?"

"¡Ah!, bueno, si como más de las calorías que quemo, voy a subir de peso. Si como las mismas calorías que quemo, mi peso se queda igual. Y si como menos y quemo más calorías, ¡rebajaré de peso! ¡ANDALE!" exclamó Aubrey. "Un momento, ¿eso es todo?"

"De hecho, cuando se trata de rebajar, esta es la única ecuación que tienes que entender. Entenderla y dominarla," dijo el Sr. Flaco.

"¿Eso es todo? ¿En serio?"

"¡Eso es todo! Te lo prometo. Eso y nada más," explicó el Sr. Flaco.

"¿Entonces me estas queriendo decir que todo lo que tengo que hacer es estar en un déficit de calorías para rebajar de peso? ¿Qué hay de los carbohidratos, proteínas, azucares, alimentos orgánicos y todas esas cosas que sigo escuchando?"

"Pues, eso está mal … ¡Jaja! Bueno, no exactamente. Aubrey, por ahora de lo único que tienes que preocuparte es del balance de energía en tu cuerpo. Debes consumir menos calorías que las que quemas. Necesitas realizar más actividades como salir a caminar, correr, hacer ejercicio, y actividades cardiovasculares; en pocas palabras, aumentar la energía que liberas. Al mismo tiempo, tienes que disminuir la energía que consumes o las calorías de tus comidas. En nuestro caso los macro nutrientes, las grasas, los carbohidratos y las proteínas no van a importar. Es decir, obviamente no quieres consumir toda esa grasa, pero el peso que rebajes se va a reducir a esta relación entre la energía y las calorías. Tienes que entenderlo y tienes que dominarlo; comer menos y moverte más. ¿Suena simple no?"

Aubrey sonrío y contesto con la cabeza que sí.

"Bueno, no exactamente," intervino el Sr. Flaco. "¿Esta relación acaso no te suena familiar? ¿Quién quiere ser rico?" Aubrey levantó la mano. "Todos siempre gritan '¡yo, yo, yo!' Tan fácil como: Gana más y gasta menos. Todos entendemos lo que debemos hacer, el problema es llevarlo a cabo," explicó el Sr. Flaco.

"Mira Aubrey, administrar calorías es como administrar el dinero. Si quieres rebajar de peso, quema más calorías que las que comes. Si quieres ser rico, has más dinero que el que gastas. ¿Sencillo no? La diferencia es que con el dinero tú tienes una visión fija. Cuando eres el beneficiario de un aumento o un regalo, sabes cifras exactas. Si te excedes en gastar dinero, miras el estado de tu cuenta disminuir. Desafortunadamente, este no es el caso con la comida. Sin poder ver el balance de la comida, te ves obligado a adivinar. Tienes que adivinar cuantas calorías consumes y cuantas calorías quemas. Tristemente, la mayoría del tiempo adivinas a tu favor y conveniencia."

Aubrey sorprendida contestó con la cabeza que sí. Por fin el borroso mundo de estar en forma se empezaba a ver más claro. Se sentía emocionada de comenzar a aplicar esta nueva información en su vida diaria.

El Sr. Flaco continuó, "Aubrey, la belleza de este plan es su sencillez. Todos entendemos cómo administrar un presupuesto monetario y más pronto de lo que te imaginas así entenderás el presupuesto de las calorías. Pero el ingrediente mágico para la pérdida de peso es hacer las cosas, no solamente pensarlas. El verdadero problema está en ti y en tu vocecita. En este momento tu voz esta callada, pasiva y no te está ayudando para nada. Necesitamos entrenar a esa voz para que se convierta en tu fuerza al momento de tomar decisiones. No se trata tanto de lo que haces, sino enfrentar el motivo porque lo haces."

Aubrey estaba asombrada. Este Sr. Flaco había transformado términos científicos en conceptos fáciles de comprender.

"¿Se entiende o no se entiende?"

"Completamente."

Se dirigieron a realizar unos ejercicios de estiramiento y un poco de actividades cardiovasculares.

"Bueno, tu siguiente tarea será conocer a un amigo mío muy cercano. Comunícale que yo te mande con él y recuerda aceptar plena responsabilidad de tus decisiones."

Se Solicita al Dr. M

"Bueno días Aubrey," Carrie le da la bienvenida.

"¡Y qué mañana tan maravillosa!" contestó Aubrey.

"¡Mira, mira! Estás de muy buen humor. ¿Cómo va el entrenamiento? ¿Muy intenso? Escuche que él es brutal."

"Es fantástico y honestamente las sesiones de ejercicio no han estado tan difíciles. Es más, ni se han sentido como ejercicio," contestó Aubrey.

Carrie la miró raro y contestó el teléfono. "Blakely y Asociados, habla Carrie, ¿en qué puedo servirle? Ah bueno, ella acaba de llegar. ¿Me permite un segundo? Gracias … Aubrey, es para ti. Es el Dr. M."

"Bueno," contestó Aubrey.

"Hola Aubrey, soy el Dr. M y te estoy regresando la llamada. Mi secretaria me dijo que eres amiga del Sr. Flaco."

"Sí, así es. Él es mi entrenador personal," contestó Aubrey.

"Felicidades, que buena noticia. El Sr. Flaco también fue mi entrenador. Me ayudo a rebajar ochenta libras y a reestructurar la manera en que hago mi trabajo. Yo soy cardiólogo," dijo el Dr. M.

Aubrey no podía creer que el Sr. Flaco la había mandado a ver a un cardiólogo. Ella había sido diagnosticada con pre-diabetes, colesterol alto y presión arterial. Los hospitales la aterrorizaban.

"¿Qué te parece si nos vemos mañana al medio día?" preguntó el Dr. M.

"Me parece bien, gracias," contestó Aubrey.

"Perfecto, mi enfermera te mandará más tarde todos los detalles. Tengo que regresar a cirugía."

Esto puso a Aubrey aún más nerviosa. Los hospitales la asustaban mucho, pero las cirugías le daban pánico.

Al día siguiente Aubrey llego al hospital muerta de miedo. Cuando llego se dio cuenta de que el Dr. M trabajaba en la sala de emergencias. *Qué bien, nada más esto me faltaba*, pensó Aubrey.

"¿Aubrey?"

"Sí," contestó con la cabeza.

"Hola, soy el Dr. M. Gusto en conocerte. Primero que nada permíteme felicitarte por tu decisión de ponerte en forma. Estoy muy orgulloso de ti," dijo el Dr. M.

Esto a Aubrey se le hizo muy raro. *¿Por qué tendría que importarle?* El Dr. M era un hombre alto, moreno, delgado que no pasaba de cuarenta años. Usaba lentes y hablaba con un poco de acento mexicano. Después de presentarse, el Dr. M mandó a Aubrey a prepararse para una cirugía.

"¡Ay, yo no!" gritó Aubrey.

"No, Aubrey, por supuesto que tu no. Tú vas a observar una cirugía a corazón abierto. Vamos a operar a un paciente a quien le falló su GRAN GANA," aseguró el Dr. M.

Aubrey no estaba muy segura de lo que el doctor quiso decir, pero se alegró de que la cirugía no fuera para ella. Mientras se preparaba para observar la operación pensó, *Ay no, que estrés. Mi doctor ya me advirtió de los problemas del corazón que puedo desarrollar si no bajo de peso. Odio estar aquí, se siente todo muy real … pero bueno, ¡que Diosito me agarre confesada!*

"Se solicita al Dr. M en la sala de operaciones," se escuchó una voz por la bocina del hospital.

Tanto el Dr. M como Aubrey estaban vestidos con uniformes de hospital y listos para la operación. Mientras se acercaban a la sala de operaciones el Dr. M preparó a Aubrey.

"Aubrey, nos vamos a encontrar con un paciente al cual le falló su GRAN GANA. Consecuentemente, tendremos que hacerle una cirugía bypass a corazón abierto para que pueda sobrevivir. Ocupamos operarlo y tratar de reinstalarle su nueva GRAN GANA. Si tenemos éxito en esta cirugía hay probabilidades de salvarlo. Si fracasamos, desafortunadamente no hay esperanzas," dijo el doctor.

Entraron de prisa a la sala de operaciones donde se encontraba un hombre de complexión grande con el pecho abierto. Aubrey sin poder creerlo, lo observó con horror mientras los médicos lo operaban del corazón. *No puedo creer que esto le suceda a la gente. Todos hablan de esto todos los días, pero estar parada aquí mirando este proceso, realmente le abre los ojos a cualquiera. Si no cambio mi estilo de vida, aquí es donde voy a acabar. No puedo dejar que esto me pase a mí.*

La cirugía continuó por varias horas y Aubrey la observó muy afligida. Cuando acabó, el Dr. M abandonó la sala de operaciones con Aubrey.

"¿Aubrey viste lo que pasó?"

"Sí, hiciste una cirugía del corazón."

"Sí, ¿pero sabes por qué?" preguntó el Dr. M.

"Porque su corazón tenía problemas," contestó Aubrey.

"Bueno, estas parcialmente en lo correcto," dijo el Dr. M. "Aubrey, sígueme al cuarto de la GRAN GANA."

¡Chin! pensó Aubrey. *¿Qué fregados es eso del cuarto de la GRAN GANA? ¿Acaso algo más espantoso que la sala de operaciones?* Se dirigieron a un cuarto del otro lado del hospital. Conforme iban entrando Aubrey se dio cuenta que había muchos pacientes con sobrepeso. *¿Qué es lo que está pasando en este cuarto?*

"Siéntate Aubrey," dijo el Dr. M mientras le entregaba un cuestionario. "Por favor responde estas preguntas y en un momento regreso contigo."

Aubrey miró el cuestionario y lo empezó a contestar. El cuestionario era acerca de información básica y contenía preguntas interesantes con respecto a sus metas.

¿Cuánto peso necesitas rebajar?_____

_____

_____

¿Cuánto peso quieres rebajar?_____

_____

_____

¿Por qué? _____

_____

No, ¿en serio? ¿Por qué? _____

_____

Qué interesante, pensó Aubrey. *Estas preguntas son muy repetitivas. ¿Y por qué dejaran tanto espacio para contestar?*

Cuando termino de contestar el cuestionario, Aubrey le dio vuelta a la hoja la cual contaba con datos interesantes acerca del cuarto de la GRAN GANA.

¿Sabías que?

El cuarto de la GRAN GANA fue fundado por el Dr. M hace 15 años.

90% de sus pacientes tienen éxito con sus metas de pérdida de peso.

La mayoría de los pacientes que rebajan no vuelven a engordar.

Más del 68% de la población de Estados Unidos sufre de sobrepeso y el 34% es considerada obesa.

Más de 7 millones de personas mueren al año por problemas del corazón.

Las enfermedades cardiacas son la causa número uno de muerte en los Estados Unidos.

Qué interesante, pensó Aubrey.

"¿Aubrey?" preguntó la enfermera.

"Esa soy yo," contestó Aubrey.

"El doctor está listo para ti."

Aubrey entró y se sentó en una extraña habitación. Estaba rodeada de frases, fotos del antes-y-después, testimonios, y mensajes de inspiración.

El Dr. M de estar sentado mirando hacia afuera desde su ventana gigante, voltio su silla y se dirigió a Aubrey.

"Aubrey, yo entiendo que te mando el señor Flaco. Estoy seguro de que él ya te explicó la importancia de la honestidad, decisiones y responsabilidad," continuó el Dr. M.

Aubrey contestó con la cabeza que sí.

"Bueno, vamos a ver tus respuestas."

"No, no, no, esto no va a funcionar," decía el Dr. M mientras movía la cabeza de un lado para el otro.

Aubrey se quedó pasmada; su corazón se empezó a acelerar. *¿De qué habla el Dr. M? ¿Por qué dice que esto no va a funcionar? ¿Estaré en problemas? ¿Qué está pasando?*

"Digo, quiero decir que tienes buenas razones Aubrey," dijo el Dr. M. "Pero lo que estamos buscando es el 'porque' o a lo que nosotros le llamamos la 'GRAN GANA.'"

Aubrey había escrito: "Solo quiero estar saludable," y "para poder usar mi ropa de antes."

El Dr. M se quitó sus lentes y dijo, "No tengo palabras para hacer énfasis de lo importante que es esto. ¿Te acuerdas de la operación?"

Aubrey contestó con la cabeza que sí.

"Ese, Aubrey, ese era el señor Taylor. El cayó en nuestro diez por ciento. Estos son pacientes a los cuales su GRAN GANA les ha fallado. Cuando nuestra GRAN GANA falla, significa que ya nada funcionará. A este punto, esta cirugía del corazón sólo ayudará parcialmente.

"¿Sólo parcialmente?"

"Sí Aubrey. Debido a que él nunca construyó una GRAN GANA, fracasó al igual que su corazón. ¿Y sabes qué?" preguntó el Dr. M.

"¿Qué?"

"Lo más triste es que aunque lo sometamos a una cirugía cuádruple, sólo estamos comprándole tiempo. Pronto, después de la cirugía, él se olvidará de lo que tuvo que enfrentar y los mismos hábitos que originalmente le causaron los problemas del corazón, asecharán su cabeza de nuevo."

Aubrey se quedó en shock y sorprendida con esta revelación. Ella se consideraba pasada de peso, pero esperaba tener todo bajo control antes de que fuera demasiado tarde.

"Así es como es de importante la GRAN GANA. Esta razón será tu estrella norteña, la luz que te guiará, tu brújula moral, 'el porqué.' La GRAN GANA es la razón que te llevará al éxito esta vez. Pero es una pregunta que únicamente tú puedes responder. Es una verdad profunda que se asocia con un inmenso significado emocional. Sabes que tienes la GRAN GANA adecuada cuando se siente bien, pero al mismo tiempo te vuelve vulnerable cuando tratas de expresarla. La GRAN GANA tiene que ser personal y muy significativa para que haya un progreso.

"Me he dado cuenta que es difícil expresarla ya que hace que nos abramos emocionalmente. La mayoría de nosotros tenemos miedo a ser vulnerables. Damos respuestas superficiales que no nos permiten progresar," dijo el Dr. M. "La mayoría de nosotros no queremos exponer nuestra vulnerabilidad, para que cuando salgamos con nuestros amigos que inevitablemente te preguntarán, '¿por qué estás haciendo esto?' Te detengas y des la típica, respuesta insignificante de siempre, 'Bueno, es que quiero rebajar unas libritas de más' o 'Quiero estar saludable,' o blah, blah, blah. Y pues esas respuestas están bien, políticamente correctas; pero resérvatelas para tus eventos sociales. Para que tengas éxito ahora tendrás que mejorar ese aspecto. Necesitas una causa que te lleve al dolor o te aleje de el. Necesitas encontrar esa chispa profunda, conmovedora y mágica que encienda el fuego de realmente querer algo. Cuando encuentres esto, estarás sorprendida de cómo puedes mover montañas. Te sentirás imparable. Como la persona que estabas destinada a ser. Cuando encuentres esa capa interna, profunda y poderosa de motivación, sentirás el mundo a tus pies y que puedes lograr todo lo que te propongas."

Aubrey podía percibir la pasión con la que el doctor hablaba y esto empezaba a conmoverla. Ella nunca había tratado de identificar un sentimiento tan profundo, rehusándose a enfrentar sus emociones y el miedo a las críticas. Por otro lado, el fracasar en su intento de rebajar dolería más si revelaba el verdadero motivo por lo que lo estaba haciendo.

Prosiguió un silencio profundo entre los dos. Ambos sabían que este era un momento que cambiaría la vida de Aubrey para siempre.

"Bueno ..." comenzó Aubrey; estaba dudosa y nerviosa de revelarle a un desconocido sus deseos más profundos.

El Dr. M notó su desconcierto y dijo, "Empieza por ser honesta conmigo. Dime la verdadera razón, y quiero decir realmente la verdadera. Puede ser una serie de motivos diferentes. La clave de este proceso es que yo me dé cuenta si eres el tipo de persona que se inclina hacia el dolor, o del tipo de persona que se aleja de el. Tu GRAN GANA caerá en alguna de estas dos categorías. Cualquier categoría que sea no importa, lo que importa es la razón de tu GRAN GANA. Debe estar llena de emociones ardientes, de pasión, tu deseo más anhelado. Te tiene que hacer sentir incomoda, hacer brincar. En pocas palabras, tiene que estar llena de entusiasmo, bueno o malo. Te tiene que tocar el alma. Te voy a mostrar algunos de los ejemplos de la GRAN GANA que mis pacientes han usado en el pasado. Ahora, tienes que tener en mente que estas no son razones que le vamos contando a todo el mundo. Guardamos estas razones como nuestro tesoro más preciado. Son poderosas y si se utilizan de mal forma pueden causar mucho daño:

'Honestamente, simplemente estoy cansada de mirarme y sentirme gorda. No me gusta y no me hace sentir bien.'

'Padecer de sobrepeso me hace sentir fea.'

'Nunca me quiero poner traje de baño.'

'Quiero entrar a una junta sin que nadie se me quede viendo. Tengo miedo de lo que estarán pensando.'

'Estoy harta y cansada de que mi marido se le quede viendo a otras mujeres.'

'Por una vez en mi vida, me quiero mirar sexy.'

'Tengo una boda en la playa que atender y no me quiero sentir avergonzada.'

'Odio sentirme insegura.'

'Odio como tocan mis piernas llenas de manteca.'

'Se acerca mi boda y todos sabemos que las fotos duran para siempre. Quiero lucir lo mejor que pueda para ese momento de mi vida tan especial.'

'Estaba mirando un video que grabaron en la oficina y vi a un muchacho gordo en el fondo. Pense a mi mismo, mira ese puerquito. El puerquito se voltio y resultó que era yo. No me había dado cuenta que había engordado tanto.'

'Necesito encontrar un compañero de vida, pero sin seguridad en mi misma no tengo muchas esperanzas que digamos.'

"Estas son algunas historias de GRAN GANAS y conforme te las estoy contando, puedo percibir las emociones de mis pacientes en cada una de ellas. Ya se que les dolió mucho o que se sintieron muy alegres, pero el elemento más importante fue que sintieron. Yo sabía que en cuanto tuviéramos esta información seríamos capaces de lograr lo que fuera. Ahora, hagamos una pausa y busquemos lo que hay dentro de ti. Lo que estamos buscando aquí es honestidad y la verdadera razón. La GRAN GANA, el pensamiento que siempre vas a poder usar para centrarte. Tienes que sentirla en cada espacio de tu cuerpo. Te tiene que quemar por dentro."

Aubrey se sentó por un momento, cerró los ojos fuertes y empezó a responder.

"Ah no Aubrey, a mí no me tienes que decir. Quiero que vayas a tu casa, lo pienses, lo sientas y escribas en una hoja de papel tu GRAN GANA. Siempre trae esa hoja contigo y cuando te enfrentes a una decisión difícil o sientas que tus metas están en juego, búscala entre tu bolsa y tócala. Te sentirás con poder, llena de energía y más cerca de alcanzar tus metas."

Aubrey movió la cabeza diciendo que sí y dijo, "Muchas gracias Dr. M, no tienes una idea de cuánto me has ayudado."

"Un placer Aubrey. Yo estoy aquí para apoyarte y compartir el regalo del bienestar corporal, Dr. Motivation para servirte," se dibujó una sonrisa gigante en el rostro del doctor.

"Ah claro," sonrió Aubrey.

Aubrey se fue del hospital sintiéndose muy emocionada y capaz de conquistar al mundo. Ya tenía una idea de lo que era su GRAN GANA pero todavía no se sentía cien por ciento segura.

Como cosa del destino, esa noche Aubrey tuvo una terrible pesadilla que la despertó. Cubierta en sudor frio tomó una hoja y comenzó a escribir su GRAN GANA. *¡Esta es, esta y nada más que esta es mi GRAN GANA!*

¡Ay No! ¿Qué es Esto?

Cuando Aubrey se reunió de nuevo con el Sr. Flaco, este le revisó su registro de comidas y le preguntó acerca de actividades cardiovasculares, estiramiento y vitaminas. Sonrió y dijo, "Bien, Aubrey, déjame verlo."

Aubrey sacó una hoja doblada y se la entregó.

"¡Sí! La GRAN GANA perfecta," sonrió el Sr. Flaco. "Esto va a funcionar. Esto si va a funcionar."

Aubrey se sentía emocionada, aunque a la misma vez apenada por revelar emociones tan profundas. Se sentía liberada y se sentía bien. Ella confiaba en el Sr. Flaco y sabía que sus intenciones eran buenas y de todo corazón. Después de una leve sesión de ejercicio, Aubrey se dirigió a su casa.

Se sentía realizada. Su ropa le empezaba a quedar un poco floja. Entraba a su oficina caminando con más confianza. *Esto está funcionando, realmente funcionando*, pensó.

"Te miras más delgada Aubrey, ¿has bajado de peso?" preguntó Carrie.

"A lo mejor, creo que sí, pero no me van a medir hasta la semana que viene," contestó Aubrey.

"¡Qué buena noticia! Parece que estás muy enfocada en lo que estás haciendo. ¿Qué te parece si nos vamos a tomar algo el viernes por la noche?"

Aubrey se detuvo y dijo, "Claro, ¿por qué no? Voy muy bien y estoy enflacando. ¡Vamos!"

Aubrey estaba emocionada; aunque había sido un cambio pequeño en su apariencia, el hecho de que otros lo empezaran a notar hacia la diferencia. La motivación, el registro de las comidas, el Sr. Flaco, ¡todo estaba funcionando! Aubrey se sentía en la cima del cielo.

Después llegó a su casa y revisó el correo.

¡Ay no! ¿Qué es esto? Aubrey rompio abierta una carta del Servicios de Impuestos Internos (IRS); querían verla inmediatamente. Empezó a sudar frio del pánico. *Yo pensé que había pagado mis impuestos. ¿Acaso se enteraron de aquellas dudosas donaciones? Esto no puede ser nada bueno.* Entró completamente en estado de pánico. El documento decía que tenía que presentarse el viernes para una auditoria.

Aubrey no pudo dormir aquella noche. La auditoría era lo único que se le venía a la mente. Trataba de acordarse de cada cosa que reportó. *Yo creo que hice todo bien. ¿Qué será lo que quieren conmigo? Siempre hago mis impuestos a tiempo, reviso una, dos y hasta tres veces que todo esté bien. Bueno, ya que. A ver qué pasa.*

Ese viernes Aubrey entró a la oficina de Servicios de Impuestos Internos, tomó un número y se sentó. Alrededor de la sala de espera la gente se miraba igual que en la sala de espera del hospital, todos con cara de susto y tristeza. Ella empezó a agonizar.

"¿Aubrey?" dijo el auditor.

"Sí, yo soy," contestó Aubrey.

"Hola, sígueme por favor," dijo el auditor. Se dirigieron a una oficina apartada de las demás que contaba con sólo un escritorio y dos sillas. Él se sentó frente a ella y le preguntó, "Aubrey, ¿sabes por qué estás aquí?"

"No," contestó Aubrey temblando.

El auditor percibió la tensión de Aubrey y dijo, "Discúlpame. Permíteme presentarme. Mi nombre es Miyagi Akira y soy jefe de contabilidad; pero lo más importante es que soy amigo del Sr. Flaco." A Aubrey le volvió el alma al cuerpo.

"¡No pues wow! ¿Te llamó para que me asustaras? Porque déjame decirte que hiciste muy buen trabajo," dijo Aubrey.

"Discúlpame, pero eso fue intencional. Quería que tuvieras ese efecto dramático. Mira, mi trabajo es enseñarte acerca de la responsabilidad." Tomó el reporte de los impuestos de Aubrey de años anteriores y dijo, "Has hecho un buen trabajo reportando tus impuestos. No te ha faltado nada y has sido cuidadosa."

Aubrey sonrió.

"Nunca has tenido nada de qué preocuparte, sin embargo te sentiste ansiosa sólo de pensar en que íbamos a revisar tus impuestos."

"Sí, ¿por qué me paso eso?"

"Bueno Aubrey, lo gracioso de nosotros los humanos es que no hacemos las cosas si sabemos que no las van a revisar," explicó Miyagi.

Aubrey se rascó la cabeza.

"Realizas tus impuestos cada año porque sabes que los van a revisar y tú serás la responsable. También existen consecuencias legales que te motivan. La responsabilidad es fundamental para el éxito de las personas, como para cualquier organización. Esta es la razón principal por la que universidades, terapeutas, nutricionistas y entrenadores tienen éxito. Fijan un fecha limite fabricada para que completes proyectos específicos. Verás, para la mayoría nos falta la disciplina para completar un trabajo por nuestra cuenta. Necesitamos plazos y fechas límite para asegurarnos que vamos a terminar distintos proyectos."

Aubrey contestó con la cabeza que sí.

"Mira Aubrey, rebajar de peso es como el ensayo de diez páginas que tenías que entregar cuando estabas en la universidad. Te acuerdas de aquellos buenos días universitarios cuando mirabas el programa de los cursos y pensabas, 'Este proyecto no se entrega hasta la séptima semana del semestre, todavía tengo tiempo.' Y ahí estabas, imprimiendo tu ensayo minutos antes de la fecha límite, pero lo terminabas. ¿Por qué? Porque tu profesor lo iba a revisar. Estabas siendo responsable. Pero para rebajar de peso, ¿cuándo se entrega ese 'ensayo?' Nunca. ¿Entonces qué pasa? Haces decidía y no lo haces. Y si te la pasas tomando decisiones horrendas sobre nutrición, el 'ensayo' se hace más largo. Te olvidas de trabajar en él y no pasa nada. Sin nadie que esté ahí presente para revisar tu progreso, simplemente tú eres la responsable de tus actos, lo cual a veces no es buena idea."

Aubrey sacó su cuaderno. *Él tiene razón, cada vez que me propongo mis propias metas no le quiero decir a nadie. De esa manera, si fracaso, la gente no me puede juzgar. Y si hago trampa me digo a mi misma, "Bueno, quizás en Febrero no, pero en Marzo de seguro sí."*

"Es muy sabio de tu parte que trabajes con el Sr. Flaco," continuó Miyagi. "Pero, ¿qué va a pasar cuando el Sr. Flaco ya no esté ahí? ¿Qué de aquellos que no tienen la fortuna de poder contratar a un entrenador? ¿Qué va a pasar?"

"Yo, Yo no sé ... No estoy segura," contestó Aubrey. Estaba sin palabras. *Él tiene razón, ¿cómo voy a poder lograr esto sin la ayuda de nadie? El Sr. Flaco es el responsable de que yo esté en forma en estos momentos, ¿y después?* Esto le preocupó.

"Es muy sencillo Aubrey," continuó Miyagi. "Existen muchas maneras en que puedes hacer que esto funcione. Pero en mi opinión profesional el camino más exitoso es formar tu propia Alianza de Responsabilidad."

"¿Una qué?"

"Una Alianza de Responsabilidad. Para que puedan perdurar los cambios que realices en tu comportamiento necesitas la ayuda de la gente más cercana a ti," dijo Miyagi.

Aubrey levantó los hombros.

"Ahora, esta puede ser una situación difícil. Quizás te pondrás de mal humor, luego te recuperarás pronto y a veces sentirás que te están juzgando," explicó Miyagi.

"Yo sé, la realidad es que tengo miedo de fracasar ante los ojos de otros," admitió Aubrey.

"Bueno, ni modo … ¿En verdad quieres cambiar? Observa muy bien a todos aquellos a tu alrededor. Encuentra a una persona en tu casa, una persona en el trabajo y uno de tus amigos más cercanos," dijo Miyagi. "Escribe los nombres de los miembros de tu Alianza de Responsabilidad, aquellos que te ayudarán a lograr tus metas. Sin un fuerte equipo de apoyo no tienes posibilidades de tener éxito. Ellos necesitan saber cuál es tu GRAN GANA y entender su importancia. Si realmente comprenden, te sorprenderás de lo mucho que te pueden ayudar. Es maravilloso. Te ayudarán de una y mil maneras, pero tienes que estar preparada," la previno Miyagi.

"Está bien," dijo Aubrey.

"No," Miyagi la detuvo. "Realmente prepárate. Cuando les asignas a otras responsabilidades tienes que estar lista. Si haces trampa o simplemente piensas en hacer trampa en frente de ellos, hará que te miren mal y hasta con pena. Este es un trago amargo de pasar; si haces trampa en frente de ellos te sentirás inmensamente culpable. Una cosa es defraudarte a ti misma, pero defraudar a otros es algo de otro nivel."

"Oh, ya veo. Personas que me ayuden a mantenerme firme," explicó Aubrey.

"Exactamente Aubrey. Tú los necesitas. Te vas a beneficiar de esa fuerza y responsabilidad adicional. Al implementar en tu plan a esas personas más cercanas a ti, conviertes el trabajo de uno en un trabajo de equipo," expresó Miyagi.

"Verás Aubrey, es como la historia de la leña. Digamos que estas en el bosque rejuntando leña. Un pedazo de leña es fácil de quebrar; pero si rejuntas un pedazo de leña similar al primero, y tratas de quebrar los dos juntos, los pedazos de leña son más resistentes. Si rejuntas un tercer pedazo de leña estarás añadiendo más y más fuerza. Los pedazos de leña juntos son más fuertes que uno solo."

"Eso suena como una manera inteligente de agregar más responsabilidad sin agregar más trabajo. ¡Conozco a la gente perfecta que definitivamente serán parte de mi equipo!" exclamó Aubrey. Estaba emocionada por esta nueva oportunidad. El hacer que su pérdida de peso fuera tarea de todos la ayudaría.

"Muchas gracias por tu ayuda Miyagi," dijo Aubrey.

"Bueno, todavía no me agradezcas. Aceptaré tu agradecimiento cuando hayas alcanzado tu meta. Estoy contento por ti; mi corazón me dice que tendrás éxito. Yo sé lo importante que es tomar responsabilidad y creo que tú también lo sabes. Ha sido un placer conocerte Aubrey," dijo Miyagi.

Mientras Aubrey se iba, sintió que su teléfono vibraba dentro de su bolsa.

"¡Qué onda Carrie!" contestó Aubrey.

"¡Ya es viernes mujer! ¡Hora de ir a tomarnos unas! ¿Estás lista?"

"Sí, acabo de salir de las oficinas de Servicios de Impuestos Internos. Es una larga historia, al rato te cuento todo. Sólo necesito ir a la casa rapidito a cambiarme. ¡Allá nos vemos!" dijo Aubrey.

"Perfecto, nos vemos en un ratito," respondió Carrie.

A ellas les gustaba reunirse en una barra local cerca de la oficina. Cuando iban a ese lugar y tomaban algo, generalmente lo acompañaban con unos antojitos.

"¡Otra ronda!" gritó Carrie.

Aubrey escuchó los gritos de Carrie hasta el otro lado de la barra. Se sentía con un poco de miedo de entrar y tomar. *Pues el Sr. Flaco nunca dijo que no podía tomar. Me voy a portar bien, o bueno, no muy mal.* Se dibujó una pequeña sonrisa en la cara de Aubrey. Mientras caminaba entre toda la gente para encontrar a Carrie, miró de reojo a su ex marido.

¡Chin! ¡Ese no puede ser él! Ya habían pasado varios años y varias libras desde que lo había visto por última vez. Se sintió apenada y cambio su rumbo para no topárselo. Corrió al baño a esconderse. *¿Pero qué está haciendo aquí? ¡Él no me puede ver así! ¡Ay no, qué horror! Odio esto ¡Juro que jamás vuelvo a venir a este lugar! ¡Jamás!*

Ya que se había despejado el panorama, Aubrey finalmente llegó a donde estaban las otras muchachas. Sin decirles ni una sola palabra gritó, "¡Mesero! Tráiganos una cubeta de cervezas y ¡tequila, tequila y más tequila! ¡Pronto!"

Algunas Veces Caerás … ¡Levántate!

"Hola Aubrey. ¿Algo interesante que haya pasado?" dijo el Sr. Flaco con una pequeña sonrisa.

Aubrey se detuvo.

"Sí … gracias por la cita jurídica en las oficinas de Servicios de Impuestos Internos," dijo Aubrey mientras hacía ejercicio en la caminadora. Se debatía entre sí decirle al Sr. Flaco sobre las cervezas que se había tomado o no.

"Oh … sí, ya sé. Disculpa. Era sólo para tocar ciertas fibras," contestó el Sr. Falco.

"Sí, créeme que ahora lo sé. No la fibra que quería, pero recibí el mensaje fuerte y claro," dijo Aubrey.

"¿Entonces ya decidiste?"

"¿Decidir qué?" contestó Aubrey.

"Las tres personas que conformaran tu Alianza de Responsabilidad."

"Oh, eso. De hecho sí. Fue muy fácil decidir. Bueno, primeramente tu," lo dijo sonriendo. El Sr. Flaco sonrió y movió la cabeza diciendo que sí. "Despúes Carrie, una muchacha que trabaja conmigo y por último mi hermana Sarah."

"Me parecen buenas decisiones," le dijo el Sr. Flaco dándole un golpecito en la espalda.

"Trabajar en equipo te proporciona mejores oportunidades de tener éxito. Ahora, cuando les pidas a Carrie y a tu hermana que te ayuden, debes de explicarles la importancia de tu GRAN GANA. Ellas ocupan sentir tus emociones, entender lo severo del caso y darse cuenta de la importancia de la responsabilidad. Déjales saber que algunas veces vas a estar de mal humor, pero que su apoyo y presencia harán toda la diferencia del mundo. Y no se te olvide agradecerles que sean parte de tu equipo."

"¿En serio? ¿Tengo que hacer todo eso?"

"Bueno, ¿quieres tener éxito?" preguntó el Sr. Flaco. "Si hablas con pasión y convicción ellas entenderán la gravedad del asunto y respetarán tus decisiones. En la mayoría de los casos, las personas que nos quieren y que más se preocupan por nosotros nos quieren ver triunfar. De igual manera, ellos son los mismos que están ahí presenciando el dilema que tenemos con la comida. Si ellas están en tu equipo armadas con tu GRAN GANA y conocen tus metas, te apoyaran y te serán útiles en este proceso como no tienes idea. Nuestros seres queridos siempre nos quieren ver felices y prosperando. Y nosotros tenemos la suerte de que si ocupamos de su ayuda, sólo necesitamos peguntar."

Aubrey se detuvo. *Ese es un muy buen punto.* Pensó. *Cada que inicio una dieta o un nuevo plan de ejercicio y se lo comento a alguien, lo hago en forma de broma. "Bueno, vamos a ver cuánto aguanto," y me rio para ocultar el dolor y restarle importancia, pero tristemente también para evitar enfrentar la cruel realidad si es que vuelvo a fracasar en el intento.*

"Bueno señor. Así quedamos," dijo Aubrey.

"Buen trabajo Aubrey. Eso es todo por hoy."

Aubrey detuvo al Sr. Flaco antes de que se fuera, "Espérate. Tengo algo que decirte."

El Sr. Flaco movió la cabeza preguntando qué pasaba.

"Yo, yo caí," dijo Aubrey con una mirada de vergüenza.

"¿Qué tan bajo caíste?"

"Muy bajo," ella contestó agachando la cabeza.

"Oh, ya veo," él respondió y voltio a otro lado.

"¿Estás enojado conmigo?"

"No, Aubrey, nunca podría estar enojado contigo. Pero ya no quiero que seas tan egoísta con tu propio cuerpo. Por favor trata a tu cuerpo con el respeto que se merece. Recuerda que nada más tienes uno por el resto de tu vida. No estoy enojado, pero sí decepcionado."

"¡Ay no! Eso es diez veces peor. Me siento terrible. ¿Por qué me saboteo a mí misma? ¿Por qué?" Aubrey miró al cielo.

"Haber, haber. Relájate," dijo el Sr. Flaco. "Cometiste un error, eso a veces pasa, pero ocupas aprender de él. Me hubiera gustado que siguieras el programa al pie de la letra, pero te equivocaste. No es nada del otro mundo; supéralo. Cometerás errores, pero no dejes que eso cambie tu actitud. Caíste, pero necesitas levantarte. Hoy es un nuevo día. Hoy pórtate bien."

A Aubrey se le pusieron los ojos llorosos y empezó a hacer pucheros.

"Mira Aubrey, es como tratar de escarbar un agujero. Imagínate una montaña de arena que es la que representa el exceso de calorías que has consumido a lo largo de todos estos años. Para que puedas tener éxito, necesitas un agujero en esa montaña de arena. Así que empiezas a escarbar. Tomas tu pequeña pala y escarbas lo antes posible. Escarbas y escarbas, todos los días trabajas laboriosamente cubierta en sudor, durante el otoño, el invierno y la primavera. De repente, te tomas un descanso y desatiendes el agujero que has estado escarbando. En eso, un camión de basura pasa por ahí, se voltea ¡y una carga de arena cae en tu agujero! Tu descuido acabó con las innumerables horas que pasaste escarbando en cuestión de segundos. Los errores son obstáculos que se presentan en el camino, pero debemos aprender de ellos. Quizás te querrás dar por vencida, pero de todos modos necesitas seguir escarbando y escarbar mucho. No te puedes dar por vencida. No tienes esa opción."

"Discúlpame, ahora entiendo," dijo Aubrey mientras se iba.

Mañana será un nuevo día. Hoy fue difícil, pero mañana será mejor. Estas palabras tranquilizaron a Aubrey mientras ella se acostaba a descansar por el resto del día.

"Buenos días Aubrey," le dio Carrie la bienvenida.

"Buenos días Carrie. ¿Cómo estás?"

"Pues ya sabes, como Santa Elena, cada día más buena," dijo Carrie. Se rieron las dos.

"Cuando tengas tiempo ven a mi oficina por favor."

"¿Todo bien? ¿Se dio cuenta? ¿Se enojó?" preguntó Carrie preocupada.

"Oh sí, todo bien. De hecho, me sirvió para darme cuenta de algo. Te quiero pedir ayuda en un proyecto muy especial."

"¿En serio? Claro, como no. ¡Ya sabes que yo estoy más puesta que un calcetín! Dame cinco minutos y voy para tu oficina," dijo Carrie.

"¡Qué noche la de anoche Aubrey! Bueno, ¿cómo te puedo ayudar?" dijo Carrie mientras tomaba asiento.

Aubrey ignoró el primer comentario. "Bueno, tú me conoces desde hace más de diez años. Y me has visto subir de peso, bajar de peso y volver a subir el doble."

"Bueno, todas hemos subido de peso y a mí me parece que te miras bie- "

"Y es eso exactamente," dijo Aubrey interrumpiéndola.

"No me siento a gusto ni contenta con mi cuerpo en este momento. Necesito tu ayuda," dijo Aubrey.

"Creo que no estoy entendiendo lo que me quieres decir," contestó Carrie.

Aubrey se metió la mano a la bolsa de su saco y le dio la hoja donde tenía escrita su GRAN GANA. Carrie leyó la hoja toda arrugada y comenzó a llorar.

"No tenía la más mínima idea de que te sentías así amiga," dijo Carrie.

"¿Ahora entiendes porque necesito de tu ayuda?" le dijo Aubrey a Carrie mirándola a los ojos.

Carrie contestó con la cabeza que sí.

"Esto es muy importante para mí, y necesito de tu apoyo para responsabilizarme de mis actos. No puedo hacer esto sin ti," dijo Aubrey.

Carrie se levantó de su asiento y se dirigió a abrazar a Aubrey fuertemente.

"Te prometo que te voy a ayudar lo más que pueda."

"¿Aunque grite y patalee?" preguntó Aubrey.

Carrie sonrió, "Aunque grites y patalees."

"Gracias Carrie. No sabes lo mucho que esto significa para mí."

Todo salió mejor de lo que esperaba. De alguna manera ya me siento más fuerte. Ahora sólo necesito hablar con mi hermana y

¡estaré lista! Aubrey empezaba a recuperar la confianza en sí misma.

La Vocecita

Los entrenamientos con el Sr. Flaco empezaban a dar resultado, cada vez eran más avanzados y Aubrey comenzaba a rebajar un poco más de peso. La pérdida de peso estaba ocurriendo lentamente, pero ocurriendo. Aubrey quería agilizar el proceso, pero el Sr. Flaco insistía en que realmente lo importante era entrenar a su vocecita. Su voz interior establecería las bases del éxito.

"Sigues hablando de esa vocecita y no sé realmente lo que quieres decir," comentó Aubrey en medio de una sesión de sentadillas.

"Tu vocecita cada vez es más fuerte," contestó el Sr. Flaco.

"¿Qué?"

"Tu vocecita está pasando por un proceso de crecimiento. Estamos tratando de educarla y que se escuche más. Quiero decir, que sea más fuerte y no solamente un pensamiento. Tu voz interior te servirá de guía para avanzar. Y parece que poco a poco esa voz es cada vez más fuerte," dijo el Sr. Flaco.

"¿Tú crees?"

"Sí, estás rebajando de peso, no mucho, pero estas rebajando y no por los entrenamientos," explicó el Sr. Flaco. "Es porque estas capacitando a tu vocecita."

Aubrey pensó en cuantas veces había escuchado esa vocecita cuando se encontraba a punto de tomar una decisión, "No," "No debería," o "Eso no está bien," y aun así continuaba. Y cada que caía, esa vocecita había tenido razón.

"Esa vocecita es tu conciencia. ¿Y qué pasa cuando esa vocecita contradice tus deseos?"

Aubrey se rio y dijo, "Negocio con ella."

"Obviamente. Tratas de engañarla para que la pobre decisión que tomaste se escuche razonable. Vas a decir, 'Sólo por esta vez,' 'Me he portado bien toda la semana,' o 'Sólo se vive una vez.' Blah, blah, blah ... ¿Te suena familiar? ¿Por qué te saboteas a ti misma y te conviertes en tu propia víctima? Se honesta, cierra los ojos y piensa de nuevo. Tu primer instinto de esa noche probablemente fue, 'No, no debería hacer esto.' ¿Tengo o no tengo razón?"

Aubrey se rio en silencio al recordar ese preciso momento.

"Y después de alguna manera encuentras una forma de convencerte a ti misma que hiciste lo correcto. ¿Por qué haces eso? Por ahora, concéntrate en tomar buenas decisiones y conforme vayas avanzando verás cómo empezarás a desarrollar nuevos y mejores hábitos. Cada vez que tomes una decisión correcta, te sentirás bien contigo misma y te estarás acercando a tu meta. Tú puedes hacerlo. Yo creo en ti; realmente creo en ti."

"Bien, creo que ahora lo entiendo. Mi vocecita es la manera como pienso," razonó Aubrey.

"Bueno, algo así. Lo que estas intentando hacer es renovar tu mentalidad. Tu relación y la forma en que asocias la comida requieren un ajuste inmediato. Hasta ahora, todas las dietas que has intentado han fracasado," dijo el Sr. Flaco mientras ponía a Aubrey en la caminadora.

"No todas," dijo Aubrey sintiéndose atacada. "Con algunas si he rebajado."

"Esas no cuentan," dijo el Sr. Flaco moviendo la cabeza.

"¿Cómo qué no?" dijo Aubrey frunciendo las cejas.

"No cuentan porque volviste a subir de peso, así que prácticamente nunca rebajaste."

"Mira Aubrey, es como cuando se descompone tu carro. Te frustras porque no sabes cuál es el problema. Te fijas dentro del cofre, mueves las partes, pero en realidad no estás segura de que está pasando. Lo único que sabes es que se tiene que arreglar. Llevas tu carro al mecánico y por arte de magia tu carro funciona otra vez. A la siguiente semana lo hechas a andar de nuevo y ¡ANDALE! El carro se descompuso una vez más. Le llamas al mecánico y le dices, 'Oye tu, mi carro todavía está descompuesto,' él te dirá, 'No, yo lo arregle.' Tú estás furiosa porque sabes que en realidad él nunca arregló el problema de raíz. Sólo lo hizo por encimita. La solución que él te dio fue temporal; realmente el problema todavía sigue presente. Necesitas ser realista y darme la oportunidad de arreglar tu problema de raíz."

Aubrey anotó en su cuaderno.

"Mientras intentamos capacitar tu mente y reestructurar tu relación con la comida, necesitas recordar que esto no será fácil. Tu mente reaccionará de tal manera que muchas de tus nuevas decisiones resultarán pues … difíciles. Lo bueno es que estarás preparada para esos cambios porque sabes que se acercan.

"Mira Aubrey es como prepararte para jugar ajedrez. En este caso, tú ya sabes la siguiente jugada de tu adversario. Te sabes sus estrategias, como atacará y que métodos empleará. Con esta sabiduría puedes formular la estrategia ganadora. Si tanto deseas ganar, debes crear este tipo de estrategia. No tienes otra opción. Este es el proceso donde te encuentras ahora. Estás entrenando a tu vocecita para que maneje situaciones de una manera nueva y efectiva, te estás transformando de un peón pasivo a un rey dominante.

"La mente es algo fascinante. Es como una pieza de maquinaria acondicionada. En cierta forma eres un animal de costumbre. Tu mente piensa y experimenta la vida como siempre lo ha hecho. En tu cerebro existen patrones de neuronas llamadas redes neurales. Estos patrones complejos de redes neurales perfilan la manera en que piensas. Esto significa que la forma en la que has experimentado la comida y las decisiones que tomas, están arraigadas a tus pensamientos. Desafortunadamente, esos viejos patrones de pensamiento ya no encajan con tus nuevas metas. Necesitas trabajar en tomar nuevas y mejores decisiones apropiadas para tu nuevo estilo de vida. Conforme tomes estas nuevas decisiones, nuevas sinapsis se formarán en tu cerebro. Esta nueva mentalidad de estar en forma, creará nuevos patrones de pensamiento en tu cerebro y eventualmente te sentirás bien. Eso sí, desde un principio te sentirás diferente," explicó el Sr. Flaco.

"Verás Aubrey, es como cuando te compras un teléfono nuevo. Ya sabes ese sentimiento de emoción pero a la misma vez de enfado cuando empiezas a usarlo porque todo te parece complicado. Piensas, '¿Cómo mando textos?' '¿Dónde está el calendario?' '¡No puedo revisar mis correos electrónicos!' y '¡Extraño mi teléfono viejito!'"

"Sí, eso me cae tan gordo," contestó Aubrey limpiándose el sudor de la frente.

"Este periodo de adaptación puede ser un reto, pero ¿después qué pasa?" preguntó el Sr. Flaco.

"Después de un tiempo aprendes a usarlo y la mayoría de las veces ese nuevo teléfono resulta mejor que el viejo," dijo Aubrey.

"Mi punto es que al principio todo se 'sentirá' difícil. Las decisiones que tomes no serán sencillas y estos nuevos pensamientos pesarán en tu mente. Quizás parecerán muchos cambios al mismo tiempo. Por favor se paciente mientras atraviesas esta etapa de adaptación. Esto sólo ocurre al principio, te aseguro que después pasa. Recuerda el proceso. Tu mente está tratando de formar nuevas redes mentales, estas nuevas sinapsis funcionarán reconstruyendo una nueva forma de pensar. Y claro que se sentirá incomodo porque es un nuevo proceso de pensamiento."

Aubrey estaba fascinada con el enfoque del Sr. Flaco. Él estaba interpretando el mundo de estar en forma a un nivel de entendimiento profundo. Nunca se había imaginado que lo entendería de tal manera. Aunque los conceptos eran difíciles, ella sintió que había entendido los elementos más importantes.

"Yo sé que es un concepto difícil y no te preocupes acerca de las redes mentales. Eso sólo lo dije para escucharme importante y científico," dijo sonriendo. "¿Recuerdas lo que era observar la lluvia cuando eras una niña?"

"Sí," contestó Aubrey. La pregunta la sorprendió. No tenía idea de lo que ahora él Sr. Flaco trataba de decir.

"Mira Aubrey, es como la primera hermosa lluvia del año. Conforme la lluvia fresca escurre por la ventana, batalla para encontrar su camino. Miras la lluvia por todos lados tratando de encontrar el camino perfecto por donde resbalarse. Finalmente encuentra ese camino y las demás gotas empiezan a caer donde mismo. La lluvia creo ese camino y si lo miras fijamente parece que estuvo ahí todo el tiempo. Así es como tu mente está pensando y lo más importante, como tu cerebro está funcionando. Con práctica y buenos hábitos todas estas nuevas decisiones serán parte de ti. De hecho, cuando te conviertas en toda una profesional, te preguntarás como fue que algún día funcionaste de otra manera. Estos nuevos patrones de pensamiento crearán una realidad en ti que te dejará sorprendida. Por eso la única forma de alcanzar esta realidad es implementando día a día estas nuevas decisiones. Es por medio de pensamientos consistentes y decisiones correctas verás los resultados asociados con acciones positivas."

Aubrey sonrió y dijo, "¡WOW! Esta información es fascinante y tiene mucho sentido. Aprender acerca de la lógica me ayuda a entender lo que estoy haciendo ¡y me asegura el éxito aún más!"

"Tú lo puedes lograr, yo sé que sí. Sobresaldrás porque estas cultivando la manera para que tu mente funcione correctamente. Entender la mente es fundamental en cualquier programa donde se desee bajar de peso," explico el Sr. Flaco.

"Muchas gracias Sr. Flaco," contestó Aubrey. "Esto se siente diferente, nada que ver con los otros programas para bajar de peso que alguna vez traté."

"Tienes razón Aubrey. Este es un enfoque completamente diferente. Reestructurar la manera como piensas acerca de la salud y de estar en forma es la clave. Yo sé que tu nueva manera de pensar y lo que estás entendiendo, te dará las herramientas necesarias para el resto de tu vida. Tienes más posibilidades de realizar algo cuando entiendes el porqué de lo que estás haciendo. Ahora, para tu tercer y último pilar, quiero que visites a mi amigo, el Sargento Dan," dijo el Sr. Flaco.

"¿Me vas a enlistar en las Fuerzas Armadas?" dijo Aubrey riéndose.

"No, ¿cómo crees? No en las Fuerzas Armadas … En la Fuerza Naval."

1, 2, 1, 2 ... Marchando Con el Sargento Dan

Aubrey no podía creer lo que escuchó, "¡Júralo que estás hablando en serio!"

"Muy en serio. Vas a asistir a uno de sus entrenamientos privados. Ahí aprenderás lo que es la disciplina. El sargento es un maestro de la disciplina, la cual es esencial para que tengas éxito."

"No sé si podre soportar."

"La parte física sí, la mental, ya veremos," dijo el Sr. Flaco. "Le dije que iras el sábado por la mañana al campo de entrenamiento y que pasarás tiempo de calidad con él."

"No, pues gracias," contestó Aubrey. Se sentía nerviosa de asistir a un campo de entrenamiento y conocer frente a frente a un sargento certificado. *¿Qué ira a pensar de mí? ¿Y qué si piensa que todavía estoy muy gorda? De seguro se va a reír de mí. Sólo espero que el Sr. Flaco sepa lo que esta haciendo y no me mande al matadero.*

La clase estaba programada para el sábado a las cinco de la mañana y tomaría lugar en una de las facilidades de la Fuerza Naval. Aubrey sintió un gran alivio cuando supo que no iba a ser parte de las actividades físicas. Ella estaría ahí para observar a los soldados y su entrenamiento para convertirse en miembros de la Marina. A las cinco de la mañana en punto los soldados empezaron a marchar e iniciaron su rutina de ejercicios. La perfección, la cadencia y la nitidez de sus movimientos inspiraban a cualquiera. Aubrey observó atentamente a los soldados llevar a cabo cada ejercicio en el momento preciso. La clase mostraba una increíble cantidad de exactitud y disciplina. Aunque el sargento les gritaba, los soldados mantenían su postura y continuaban con sus ejercicios. Aubrey los observó superar cada obstáculo que se les presentaba en el camino. Todos aquellos soldados se encontraban en forma y ninguno demostraba miedo, ni siquiera cuando se sumergieron en un lago congelado. El sargento continuaba gritándoles a los soldados en los oídos. Exactamente a las ocho de la mañana terminó la clase y el sargento marchó hacia donde estaba Aubrey.

"¿Aubrey?" preguntó el sargento con voz fuerte.

"La misma que viste y calza," contestó.

"Esa soy yo señor," la corrigió.

"Esa soy yo señor, disculpe."

"Mi nombre es Sargento Dan. Mi entendimiento es que eres amiga del Sr. Flaco y que necesitas ayuda con la disciplina," el sargento habló con voz fuerte.

"Ummm, sí señor," dijo Aubrey apenada.

"Felicidades señorita. Siéntete orgullosa de estar tomando este reto," dijo el Sargento Dan. "Esto requiere coraje y necesitas coraje para tener una excelente disciplina. ¿Qué pensaste acerca del entrenamiento?"

"Me pareció espectacular; los soldados están bien entrenados y disciplinados," contestó Aubrey.

"Los soldados están bien entrenados y disciplinados, señor," la corrigió el Sargento Dan.

"Ah, si! Los soldados están bien entrenados y disciplinados, señor."

"¿Por qué piensas que los soldados están bien entrenados?" preguntó el sargento. "¿Crees que cuando entran a la Marina ya vienen así de disciplinados, piensas que la disciplina es algo que se aprende?"

"No estoy segura, señor."

"La pieza final del rompecabezas es la respuesta. Mira, yo sé que tú cuentas con una GRAN GANA. Un deseo poderoso de triunfar y tener éxito."

Aubrey estuvo de acuerdo.

"Aquellos hombres que viste poseen un deseo que los quema por dentro de ser parte de la fuerza más sofisticada y prestigiada de todas: "La Fuerza Naval." Ese por mucho tiempo ha sido su sueño y su pasión y esta es la oportunidad que esperaban. Nosotros únicamente seleccionamos a los mejores, pero cada soldado debe de poseer disciplina, dedicación y una fuerte voz interior. Su aspiración a triunfar debe de asegurarles que serán lo suficientemente valientes para abordar situaciones sumamente peligrosas," continuó el Sargento Dan. "Cualquier error, ya sea un segundo muy temprano o en segundo muy tarde es sinónimo de fracaso y el fracaso aquí es una cuestión de vida o muerte. Desafortunadamente, en tu caso, tu salud es también una cuestión de vida o muerte. Estás a un paso de ser una mujer obesa y es tiempo de que lo enfrentes," dijo el Sargento Dan.

Aubrey estaba alarmada por la brutalidad de las palabras del sargento. Nunca antes alguien le había dicho obesa en su cara y le dolió escucharlo de un perfecto desconocido. Sin embargo, el sargento sólo había expresado su opinión como algo normal, no presentaba ninguna emoción o que la estuviera juzgando. Aubrey tristemente sabía que el sargento estaba en lo correcto acerca de su análisis.

"Aubrey tienes que darte cuenta que la disciplina es la clave de las riquezas de la vida. Sirve para separar los que tienen con los que no tienen. Cuando eres capaz de dominar la disciplina y enseñarle a tu voz interior el regalo de la disciplina, no sólo veras como tu salud mejora, sino también como todo tu mundo mejora," dijo el Sargento Dan. "Bryan Tracy no pudo haber descrito mejor el concepto de disciplina cuando dijo lo siguiente, 'Es la habilidad de hacer lo que tienes que hacer, tengas o no tengas ganas.' ¿Crees que puedas hacer lo que te es requerido cuando no tienes ganas de hacerlo?"

Aubrey se detuvo y dijo, "Sí, ¿señor?"

"No te escuchas muy convencida. ¿Por qué es tan difícil? ¿Por qué levantarse temprano, ir al gimnasio y cumplir una tarea resulta tan trabajoso?" exigió el sargenteo.

"Bueno señor, es que me da flojera," dijo ella mientras se estiraba y bostezaba.

"Sí, así de fácil. ¿Puedes creerlo? Yo aquí ofreciéndote el mundo y tú me contestas con un 'me da flojera.' Quieres elegir el camino de menos sacrificios, el camino fácil con mi frase favorita, 'No me dan ganas.' ¿En serio? Me parece muy interesante porque a mí nunca me han dado ganas de pagar la renta o la gasolina del carro y de todos modos lo hago, ¿por qué? Porque disfruto de los beneficios de tener una casa y transportación. Yo entiendo que esas son necesidades que requiero para funcionar," dijo el Sargento con la voz escalando de tono. "En tu caso en particular, debes decidir comer saludable y participar en diferentes ejercicios. Al hacerlo asegurarás que rebajarás de peso y beneficiarás a tu bienestar físico y emocional. Los beneficios superan cualquier 'sacrificio.' Así que no te voy a preguntar, 'Hola, ¿tienes ganas de hacer actividades cardiovasculares?' A mí no me importa si tienes ganas o no. La pregunta será, '¿Lo hiciste o no lo hiciste?' es todo. A mí lo único que me interesa es el resultado."

Aubrey se sintió regañada, pensó en todas aquellas veces que decidió no ir al gimnasio por quedarse acostada en el sillón viendo las novelas.

"Aubrey, estás en un punto clave. Necesitas hacer un cambio en tu vida. Tú quieres cambiar, ¡así que hagamos que ese cambio suceda!" gritó el Sargento.

"¡Sí señor!" contestó Aubrey. Todo parecía sencillo ¿Por qué se daba opciones? Cuando se tiene que decidir entre el gimnasio y el sillón, el sillón va a ganar. Cuando hay que decidir entre comer postre o no comer postre, comemos postre. Obviamente ella todavía no estaba preparada para elegir entre opciones de ese tipo. Al menos no todavía. El mensaje estaba claro, no tienes opción, sólo hazlo. Ya que su vocecita estuviera bien entrenada entonces podría tener el poder de elegir.

"Ahora, este concepto es difícil de aplicar cuando se trata de comida. ¿Cómo puedes mantener la disciplina requerida a lo largo del día? Cuando no tienes la motivación suficiente, ¿cómo le haces para no caer?" preguntó el Sargento Dan.

"Pues tu dime, digo … Usted dígame, ¡señor!"

"Bueno Aubrey, la respuesta revelará el secreto al éxito. No he conocido a ninguna persona que no quiera tener éxito. Todos quieren estar en forma y llegar a cumplir sus metas, pero cuando se requiere de tomar buenas decisiones la situación no es tan fácil. Necesitas poner especial atención a aquella vocecita en tu cabeza. Esa vocecita que te dice lo que debes hacer, pero lo más importante, lo que no debes hacer. Esta voz está capacitada para hacerte sentir, ya sea cuando te portas bien o cuando te equivocas, ¿cierto o no?" el sargento le preguntó a Aubrey mirándola fijamente.

"Sí, ya he tenido ese horrible sentimiento de culpa, señor," dijo Aubrey.

"Todos somos culpables Aubrey. Yo tampoco soy perfecto cuando se trata de disciplina, pero te voy a decir algo; he mejorado comparado al año pasado y estoy mucho mejor que como estaba hace cinco años. Tengo una voz interior más fuerte que me instruye y me ayuda a recordar el dolor asociado con las malas decisiones; el sentimiento de culpa. No me gusta, me hace sentir como si hice algo mal. Y ¿sabes por qué?" le preguntó el sargento a Aubrey recargando su brazo en el hombro de ella.

"¿Por qué, señor?"

"¡Porque si hice algo mal! Y eso es lo que se siente. Y odio sentirme así, por eso no lo hago. Dejo que los sentimientos de culpa me guíen. Si siento que estoy procediendo mal, me detengo y hago otra cosa. La razón por la que se siente mal es porque está mal."

El sargento se le quedo viendo a Aubrey fijamente a los ojos, "Si realmente quieres hacer un cambio positivo, lograr más cosas y finalmente tener éxito, sigue tus corazonadas y ten disciplina. Cuando tus acciones empiezan a concordar con tus sueños, se alcanza la harmonía perfecta y te acercas más a tu meta."

"Necesito capacitar a mi voz interior para que me ayude a tomar buenas decisiones, señor," dijo Aubrey.

"Exactamente. Y cuando tomas buenas y mejores decisiones para ti misma, esas decisiones te harán sentir bien. Y cuando te sientas bien, te debes de sentir orgullosa."

Aubrey estuvo de acuerdo. Empezaba a entender el poder de la disciplina.

"Es bueno ser egoísta Aubrey," dijo el sargento.

"Disculpe, señor. No entiendo a qué se refiere," Aubrey se rascó la cabeza.

"Tendemos a asociar el egoísmo con algo negativo. Como si nos obligara a hacer cosas que no debemos hacer, pero honestamente, ser egoísta es algo bueno."

Ella se rascó la cabeza otra vez.

"Déjame te explico. Muchas de las veces cuando discuto los cambios asociados con tomar decisiones en cuanto a comida apropiada la gente rápidamente alega, 'Yo no me quiero privar de nada,' o 'Esa no es una forma de vida.' ¿Por qué nos sentimos como si nos están despojando de algo? Es esta actitud egoísta la que nos ha causado pensar que el no consumir ciertas comidas resultará en un inmenso dolor. Nos comportamos como si fuera el fin del mundo y que todos están en nuestra contra.

"Necesitamos dejar de hacer eso. Nadie está en contra de ti y el hecho de que hoy estás aquí sentada enfrente de mí significa que estas lista para hacer un cambio. Estás lista para ser egoísta, pero en forma positiva. Verás Aubrey, hasta este punto has visto el ponerte límites o no consumir ciertas comidas como una barrera que te aleja de la satisfacción. La realidad es que puedes utilizar esos pensamientos egoístas para triunfar. Se egoísta, pero no con la comida, se egoísta para ti misma y tu autoestima. Se egoísta en saber que mereces sentirte y verte bien. Se egoísta y trata a tu cuerpo como si fuera un templo sagrado. Se egoísta al amar y al respetar tu cuerpo. Se egoísta cuando otros te tienten a desistir de tus metas. Si no te preocupas por ti misma, nadie más lo hará por ti y cuando digo nadie, es nadie. Nadie más que tú misma se preocupa por ti."

Estas palabras tocaron a Aubrey en lo más profundo de su ser. Recordó los momentos que había sido tentada a renunciar a sus metas. Recordó el sentimiento de privarse de sus comidas favoritas. Esos sentimientos eran muy familiares para ella. Empezaba a ver todo con más claridad.

"Supongo que nunca lo había visto de esa manera, señor," dijo Aubrey. "Pero es cierto, nadie nunca se va a preocupar por mí como yo. Necesito cuidarme."

El Sargento Dan movió la cabeza afirmando que sí y dijo, "Este es un momento importante Aubrey y conforme te prepares para realizar estos cambios de vida quizás empieces a extrañar los días cuando comías en exceso. Nada más recuerda que tu tiempo de jugar ya lo tuviste y ya pasó.

"Mira Aubrey, es como aquellos días tormentosos de escuela de verano. ¿Recuerdas a los muchachos que se la pasaban jugando, que no asistían a las clases y no hacían la tarea? El mundo les importaba un comino. Y después, ¿qué paso? Se les acabaron los buenos días y derechito a escuela de verano. Y dime si no les daba coraje cuando todos ya se habían liberado de las clases y ellos se veían forzados a asistir a la escuela. Ahora, detente por un segundo y reflexiona sobre tu vida ¿hay alguna diferencia? La verdad es que ya te divertiste demasiado. Has jugado y jugado, pero ya es hora que los días de juego se terminen. Es tiempo de apretarse el cinturón y colocar tu salud al principio de tu lista de prioridades. Hasta este punto has comido lo que has querido. Disculpa que te lo diga, pero a lo que veo lo hiciste en exceso. Realmente te pasaste. La única razón por la que alguien sube de peso es por consumir demasiadas calorías. El consumir más calorías de las que quemas físicamente resulta en engordar. No existe ningún otro motivo. Así que no te quieras engañar a ti misma. Acéptalo y sigue adelante."

Aubrey respiró profundamente.

"Yo sé que es difícil escuchar la verdad. En realidad quieres ir al doctor y que te diga que la razón de tu gordura es un problema de tiroides o estrés. Quieres culpar a algo o a alguien; eso es más fácil que culparte a ti misma. Mientras veo a la gente caer, observo este mismo patrón. Cuando tienes la disciplina para aceptar la responsabilidad de tus actos, eres libre para tener éxito," dijo el Sargento Dan.

"Tu relación con la comida está en una desesperada necesidad de cambio. Necesitas concentrarte en cambiar la forma en que experimentas el comer. Yo entiendo que la comida sabe buena y te levanta el ánimo, pero cuando utilizas la comida con este propósito tu dinámica cambia. La comida deja de ser el combustible para tu cuerpo y se convierte en un recurso instantáneo de satisfacción. Se convierte en una salida fácil. Pierdes la habilidad de lidiar con tus emociones y el resultado es que la comida se convierte en un estimulante para sobrellevar tus sentimientos. Yo sé que eso es lo que has hecho en el pasado, pero no lo que harás de ahora en adelante."

Aubrey movió la cabeza afirmando que así sería y abandonó el campo de entrenamiento sintiéndose fuerte y capaz. El MAD PLAN ahora tenía más sentido. Su sabiduría acerca de estar en forma y saludable había mejorado inmensamente y se dio cuenta de porque había fracasado en sus intentos anteriores de bajar de peso. Se hizo una promesa: su voz interior crecería y haría lo correcto independientemente de cómo se sintiera. El poder de la disciplina la sabría guiar ante cualquier reto que el mundo le presentara.

El MAD PLAN

Mientras Aubrey trotaba hacia su entrenamiento, miró al Sr. Flaco en frente del gimnasio Total Body Project. Con una sonrisa dibujada en su rostro le comentó, "¡Aubrey, ahora ya estás lista!"

"¡Claro que sí! ¡Ahora sí! ¡Síganme los buenos!"

Aubrey ya había completado las bases del plan del Sr. Flaco. Los pilares del MAD PLAN ya habían sido aprendidos, ahora solo faltaba implementarlos.

"Equipada con motivación, aceptando responsabilidad, y disciplina, estás más que lista para llevar a cabo tu meta y asegurar el éxito," dijo el Sr. Flaco mientras le pasaba unas pesas.

"Realmente estoy lista Sr. Flaco," dijo Aubrey. "Honestamente, puedo decir que nunca he estado tan preparada, motivada y consiente como lo estoy ahora."

"Cuatro, cinco, seis y descansa … Y eso querida, eso hará la diferencia," contestó el Sr. Flaco. "Las otras veces quizás tuviste un plan, pero con expectativas poco realistas. Esta vez las cosas son diferentes. Cuando intentaste el método de 'Ponte Musculosa en 90 Días,' 'Rebaja Diez Libras en Diez Minutos' o cualquier otro programa extremo, terminaste fracasando. ¿Por qué?"

"Porque no podía mantenerme," dijo Aubrey.

"Claro que no podías. No tenías ninguna posibilidad de tener éxito simple y sencillamente porque esos programas no funcionan. Esas dietas son tan estrictas y tan extremas que no puedes vivir el resto de tu vida bajo esas condiciones. Así que en cuanto las 'terminas' y regresas a tus patrones alimenticios de antes, ¿adivina qué? El peso regresa y ¡regresa doble! Ahora déjame preguntarte Aubrey, ¿cuándo vas a querer estar en forma?"

A Aubrey se le iluminaron los ojos y dijo, "Mañana, esté verano, el verano que viene, en mi cumpleaños, en el cumpleaños siguiente, de hecho, ¡todos los días de mi vida!"

"¡Exacto! ¡Todo el tiempo! Yo sé que vivimos en el mundo del 'ahora' y 'lo quiero ya,' pero créeme cuando te digo que esto no funciona así. Al menos que ocurra un milagro y de resultados, esas personas se convierten en héroes comunes y corrientes. Tú has escuchado hablar de ellos … 'Bueno, la prima de la amiga de mi hermana lo hizo y rebajó veinte libras en tres semanas.' Esas personas son la excepción de la regla. Es como el tío del primo de tu vecino que jugó con cinco centavos en una máquina del casino, y se ganó un millón de dólares. ¿Algo similar no? En realidad, contra lo que estas luchando en este nuevo plan es con las emociones humanas. La emoción humana hace que el 'ahora' valga más. Y de lo que no te has dado cuenta es que el día de hoy también será parte de tu futuro. Nuestra vida está llena de 'días como hoy.'"

Aubrey levantó las cejas.

"Lo que quiero decir Aubrey es que el próximo 'hoy' se acerca. Ahora necesitamos trabajar fuerte para asegurar que ese 'hoy' de mañana valga la pena."

"Déjame ver si entendí," dijo Aubrey con una sonrisita. "¿Mi 'hoy' de este día, también será mi 'hoy' en tres meses?"

"Exacto," contestó el Sr. Flaco con una sonrisita y cerrándole el ojo. "Ándale, haz tres más … Hasta este punto, te puse a que registraras tus comidas, que escribieras las analogías y a que conocieras a tres personas importantísimas. Ahora es tiempo de tomar las cosas con seriedad y empezar a movernos. Verás, la sabiduría no es poder. Aplicar lo que sabes, es el verdadero poder."

Aubrey bajó las pesas y exclamó, "¡Es hora de brincarle al ruedo!"

"Entonces dime, ¿dónde te ves en un futuro? ¿Exactamente cuánto peso quieres rebajar?" preguntó el Sr. Flaco.

"Lo más que se pueda y lo más rápido posible," contestó Aubrey.

"Pues muy mal," dijo el Sr. Flaco. "Créeme que en verdad no quieres hacer eso," caminaron delante de los espejos del gimnasio.

"¿Qué quieres decir? Mira mis piernas llenas de manteca, ¡las odio! ¡Mira con la grasa como se tocan, quiero que se dejen de besar y lo quiero lo más pronto posible!" gritó Aubrey mientras miraba su imagen en el espejo.

"Lo dices de dientes para afuera. Déjame te digo porque. La espantosa verdad es que si rebajas muy rápido, tu piel no tiene oportunidad de recuperarse ante los cambios rápidos que tu cuerpo está experimentando. Eso significa que tendrás piel colgando. Esta es una triste verdad que los tan llamados expertos en el tema de bajar de peso nunca revelan. Si rebajas de un solo golpe tendrás problemas con la elasticidad de tu piel y eso se convierte en un nuevo problema del cual preocuparse."

"¡Ay no! Nunca había pensado en ese punto," Aubrey estaba desconcertada. "¡Qué asco! Yo no quiero que me cuelgue el cuero por todos lados. ¿Puedo rebajar sin necesidad de preocuparme de esto?"

"Claro que sí. Lo que necesitas hacer es identificar una meta específica con un margen de tiempo razonable. Quiero que empieces con metas a corto plazo y de ahí continuar. Para lograr tu meta más grande necesitas alcanzar metas más pequeñas poco a poco. Tienes que ganarte premios pequeños antes de ganarte el premio mayor. Poco a poquito vamos ganando el juegito. Para que puedas rebajar veinticinco libras o hasta cien libras todavía necesitaría primero rebajar diez. Es más fácil rebajar de diez en diez libras, que rebajar cincuenta al mismo tiempo. El rebajar diez o cincuenta libras requiere el mismo trabajo pero no el mismo tiempo. Empecemos con diez libras y te voy a dar de cinco a siete semanas para lograrlo. Las recomendaciones profesionales aseguran que se tiene que rebajar de una a dos libras por semana. Conforme aprendas estas nuevas técnicas, sabrás que comprensión y entendimiento son lo más importante en este proceso. Esto te asegurará que tu pérdida de peso no será cuestión de un abrir y cerrar de ojos. Entenderás y dominarás los elementos más importantes. De ahí podrás hasta construir castillos si quieres. Te lo prometo. Si te mantienes en este plan lograrás todas las metas relacionadas con rebajar de peso. De diez en diez libras."

"Bien, lo entendí. ¡Ahora es tiempo de que me enflaques y que me pongas más buena que la Barbie, y si me puedes encontrar a mi Ken mucho mejor!" gritó Aubrey animada.

El Sr. Flaco sonrió y dijo, "Ja,ja,ja. Sí, sí, sí, ya es tiempo. Ya estás lista para la siguiente etapa," caminaron hacia la tienda de jugos.

"Has hecho un buen trabajo registrando tus comidas y puedo ver cómo has mejorado al momento de elegir tus alimentos." El Sr. Flaco hizo una pausa y miró a Aubrey, "Bueno, a excepción de los fines de semana …"

Aubrey se sintió apenada y sonrió, "Ya sé, ya sé … los fines de semana se me va el rollo pero en verdad estoy tratando."

"Sé que estás tratando y se nota," dijo el Sr. Flaco.

"Permíteme enseñarte más acerca de las calorías y como se relacionan con tus metas en este programa. El primer fundamento que debes saber sobre el valor de las calorías es 'qué es qué,'" dijo el Sr. Flaco mientras jugaba con una manzana aventándola al aire.

Aubrey torció los ojos y dijo, "Me choca contar calorías."

"Yo sé … ¡He escuchado eso miles de veces! Pero lo que necesitas entender es que no estás contando calorías. Necesitas entender el valor de las calorías; lo cual es diferente."

"A ver, que se escuche de tu ronco pecho," dijo Aubrey.

"Mira Aubrey, es como mirar alrededor del cuarto y entender el valor de cada objeto que se encuentra en él. Yo sé que no eres una compradora, pero estoy seguro que al menos tienes una idea de cuánto vale cada cosa. Una pluma tal vez cueste un dólar, una televisión pues ya más cara. De la misma manera como puedes calcular el valor de estos objetos lo tienes que hacer con las calorías que hay en la comida. Necesitas ser hábil para observar un plato de comida, mirar de reojo el comedor y poder calcular el valor de cada alimento. Si no tienes idea no tienes probabilidades de ganar. En pocas palabras, fracasarás."

"¡Chin!" dijo Aubrey.

"Y bueno, yo sé que no lo entenderás enseguida y está bien. Lo importante es que comiences a aplicar el concepto de 'qué es qué.' Usa nuestro sitio de internet y vete a la sección de alimentos. También te recomiendo descargar la aplicación sobre las calorías y que empieces desde ese punto. Comienza por ingresar los alimentos que consumes para que te des cuenta 'qué es qué.' Esto sólo lo harás al principio mientras aprendes el valor de las calorías de diferentes alimentos. Eventualmente, dejarás de hacerlo porque iras entendiendo y hasta te vas a saborear cada caloría," explicó el Sr. Flaco.

"¿Entonces no tengo que contar calorías por el resto de mi vida?" preguntó Aubrey.

"No, no por siempre; esa no es una forma de vida. Sólo hasta que entiendas lo que vale cada cosa, 'qué es qué.' Una típica dieta consiste aproximadamente de veinticinco a treinta y cinco opciones diferentes. En cuanto sepas cuales son los alimentos fundamentales estarás bien. Aparte, con tu teléfono inteligente tienes la facilidad de consultar el internet y encontrar el número de calorías de cada alimento al momento de tomar una decisión," continuó el Sr. Flaco.

"Creo que estoy entendiendo," contestó Aubrey. "¿Tengo que aprender acerca del valor de los alimentos y ajustarme a un presupuesto de calorías?"

"Correcto Aubrey," dijo el Sr. Flaco.

"Bueno, ¿de cuántas calorías dispongo?"

"Buena pregunta. Lo que hacemos es agregar un cero después de la cifra de tu peso. Por ejemplo, si peso ciento sesenta libras, empezaría con mil seiscientos calorías, pero nunca comería menos de mil doscientos calorías," dijo el Sr. Flaco.

Caminaron hacia la báscula para pesar a Aubrey.

"¡Chin! realmente odio esta parte," dijo Aubrey mirando al techo." Después miro hacia abajo, miró el número y dijo, "¡Ay Dios mío no, esta báscula no puede estar bien!"

"No te preocupes Aubrey. Hoy es un día importante para ti. ¿Por qué? Porque por primera vez no estás intentando algo a acorto plazo, rápido, y que no vayas a aguantar. Si puedes cumplir con tus tareas y entender los elementos principales de este programa, estarás en forma y feliz por el resto de tu vida," dijo el Sr. Flaco.

"Bueno, entonces tu presupuesto de calorías consistirá en mil ochocientos calorías al día," dijo el Sr. Flaco mientras Aubrey se bajaba de la báscula.

"¿Si consumo este número de calorías rebajaré de peso?"

"Sí. El ajustarte a tu presupuesto de calorías es el secreto para obtener los resultados que deseas," dijo el Sr. Flaco. "También existen otros factores que hay que comprender, por ejemplo, la Confusión de Calorías," dijo el Sr. Flaco.

"¿La qué?" los ojos de Aubrey se abrieron más de lo normal.

"La Confusión de Calorías," dijo el Sr. Flaco. "Cuando trabajamos con calorías se producen dos problemas. Uno, la gente sobre calcula la cantidad de calorías que quema. Y dos, la gente subestima el número de calorías que consume. ¿Captas el problema?"

"Sí, los limites desaparecen," contestó Aubrey.

"Exacto. Y lo que termina sucediendo es que cuando piensas que estas ahorrando calorías, realmente estás subestimando el número de calorías que estas consumiendo. Esto puede ser medio difícil así que tienes que ponerte las pilas en este aspecto. Cometerás errores al reportar las calorías, pero procura que esos errores te ayuden, no que te perjudiquen. El rebajar de peso es muy difícil y cuando subestimas tus calorías podrías pensar que estas teniendo éxito, pero tristemente el calcular mal las calorías impide tu progreso. ¿Me entiendes?" preguntó el Sr. Flaco.

"Creo que sí. Lo que estás queriendo decir es que la Confusión de Calorías nos hace calcular mal lo que consumimos; tendemos a reportar menos calorías de las que realmente consumismos y ¿eso está mal? ¿Correcto?" Aubrey se rascó la ceja.

"Efectivamente. Cuando reportas menos calorías de las que en realidad te comiste, sientes que deberías estar rebajando de peso más rápido. Piensas de esta manera porque según tú no estás comiendo tan mal como lo hacías anteriormente. Mucha gente viene conmigo y me dice, 'Bueno, antes me comía una pizza grande y me tomaba seis cervezas, ahora sólo me como la mitad de la pizza y me tomo cuatro cervezas, ya no como tan mal como antes,'" dijo el Sr. Flaco.

Aubrey se rio al sentirse culpable de identificarse con esa gente.

"El hecho de que no estés comiendo tan mal como antes, no significa que rebajarás. Estás comiendo mejor y eso es bueno, pero tus patrones alimenticios pasaron de ser terribles a ser solo malos. ¿Realmente crees que esto es suficiente para que ocurra un cambio?" preguntó el Sr. Flaco.

"Probablemente no," Aubrey sacudió la cabeza.

"Sientes que estás echándole más ganas lo cual te hace suponer que deberías de estar rebajando, pero en este caso no se trata de pensamientos, sino de hechos. Cuánto consumes versus cuanto quemas. Recuerda que las calorías no tienen cerebro. A ellas no les importa que tú pienses que estás trabajando en adelgazar. Lo único que importa es que estés en un déficit de calorías. Necesitas comer mucho menos y moverte más. Cuando te mueves más de lo que comes, estás en un balance de energía negativo. Recuerda que las calorías son unidades de energía. ¿Me entiendes?"

"Sí, entiendo," contestó Aubrey con la cabeza.

"Existe un poco de ciencia en este concepto, pero debes de entender las reglas del juego para tener alguna posibilidad de ganar," le dijo a Aubrey dándole un golpecito en el hombro.

"Entonces, ¿qué debo comer?"

"¿Me estás pidiendo un plan de comidas?" preguntó el Sr. Flaco señalándola con su lápiz.

"Si, no es mucha molestia."

"Pues te vas a quedar queriendo," dijo el Sr. Flaco girando el lápiz.

"¿Qué qué? ¿Por qué? ¿Cómo se supone que debo saber lo que tengo que comer?" Aubrey preguntó con la mano en la cintura.

"Muy simple Aubrey, los planes de comida no funcionan. Cuando me acuerdo de mis días de entrenador novato, recuerdo haber creado planes de comida para mis clientes. Los arreglaba, les quitaba, les ponía, ¿y sabes qué paso?" preguntó el Sr. Flaco.

"No los seguían," Aubrey miró hacia abajo.

"Exacto. No funcionaba, pero, ¿por qué un plan que estaba fríamente calculado con proteínas, carbohidratos, grasas, azucares y sodio no funcionaría?"

"Quizás porque era muy difícil para los clientes seguirlo al pie de la letra," contestó Aubrey apenada.

El Sr. Flaco puso su mano en el hombro de Aubrey. "Me choca la gente que comete el error de dar planes estrictos a seguir al principio de una dieta. Tienes que aprender a gatear antes de caminar. Se gasta mucho esfuerzo en tratar de acelerar un proceso. La gente piensa que van a hacer esto y aquello y al final no hacen nada. Los planes de comida así no funcionan. Existe un pequeño porcentaje de gente que puede ejecutar un plan de comidas por mucho tiempo. Créeme he estado en la industria del bienestar corporal por muchos años y cuando las modelos y fisiculturistas te dicen lo que comen, están mintiendo. Yo soy una de las personas más disciplinadas del mundo y ni así puedo seguir al pie de la letra un plan de comida."

"Bueno, entonces ¿qué fregados debo de comer?" Aubrey estaba agitada.

"No te enojes Aubrey. Aunque los planes de comida no funcionan, consumir comida que planeamos con anticipación sí hace maravillas. Déjame te explico. Tú ya sabes lo que debes y lo que no debes comer. No te engañes a ti misma. Recuerda, existen entre veinticinco y treinta y cinco diferentes tipos de comidas que generalmente puedes consumir. Esos alimentos, los implementarás en tu dieta y trabajarás en reducir tus opciones en cuanto a sus calorías. Todo lo que puedas sustituir por una opción con menor número de calorías, debes incorporarlo en tu dieta. Debes de encontrar todas las maneras en que puedas ahorrar calorías ya que ese es nuestro objetivo principal," explicó el Sr. Flaco. "Es como recortar gastos en un presupuesto. Necesitamos encontrar todas las posibles ofertas que reduzcan calorías en nuestros alimentos. Ahora dime, ¿por qué el cortar solo un poco de calorías es importante?"

"No sé ¿Por qué?"

"Porque esa pequeña diferencia se mantendrá por el resto de tu vida. Por ejemplo, un cambio sería ahorrar cincuenta calorías cambiando el azúcar regular por un sustituto de azúcar. Bueno, ese ahorro en tu café ocurre todos los días. Hagamos las matemáticas, esas son cincuenta calorías multiplicadas por los siete días de la semana, nos da un total de trescientos cincuenta calorías ahorradas. Ahora, multipliquemos ese resultado por las cincuenta y dos semanas que tiene el año, eso nos ahorrara dieciocho mil calorías, equivalente a cinco libras en un año. ¡Y eso fue sólo el azúcar en el café y por un año!" dijo el Sr. Flaco animado apuntando con su lápiz al aire.

"¡Wow! ¿Cinco libras sólo por cambiar el azúcar regular por un sustituto de azúcar? ¡Está súper bien!" dijo Aubrey animada.

"Busca cambios que puedas mantener en tu estilo de vida. Esto te asegurará que estarás en forma por el resto de tu vida. Analiza tus actuales hábitos alimenticios y busca maneras sencillas de mejorarlos progresivamente. En lo personal, te puedo decir que mi dieta es muy saludable, pero esto se dio después de años de haber tratado, aprendido y crecido. No vas a empezar contando los gramos de la proteína. Eso simplemente no pasa. Enfoquémonos en lo que ya estás comiendo y busquemos una manera de que encaje en tu presupuesto de calorías. Después trabajarás en tu presupuesto día con día. De hecho, cada día será mejor," continuó el Sr. Flaco. "Hay que planear lo que vas a comer mañana. Hay que conseguir una lonchera y empacar lo que será tu comida. Esto te ahorrara tiempo, dinero y lo más importante calorías. Ya sabes, mientras te mantengas en tu presupuesto tendrás éxito. Eso te lo prometo."

"Pero, ¿y qué del sodio y las grasas saturadas y todo eso? ¿Me tengo que preocupar de eso?"

"Ahora, ese es un punto que causa controversia. Muchos alegan que debes consumir alimentos saludables, orgánicos o libres de gluten y cosas así por el estilo, ¿pero es este realmente el problema? ¿Estamos fracasando porque nuestros alimentos no son libres de gluten o cuentan con demasiados carbohidratos? ¿Es el color del arroz lo que hace que nos inflemos como bomba? ¡Dejemos de hacer tan complicado el bajar de peso! Es obvio que el color del arroz no es lo que te ha hecho llegar a este punto. Es la forma como comes y las malas decisiones de comida que has tomado lo que ha hecho que estés pasada de peso. Convertir la nutrición en algo complicado te hará fracasar. En este momento tienes una, sólo una preocupación, cumplir con tu presupuesto de calorías. Es todo. Todas las opciones de comida que elijas estarán bien siempre y cuando quepan en tu presupuesto. Si alcanzas tu presupuesto ganarás," dijo el Sr. Flaco.

"¿Estás seguro que no debo de preocuparme de las azúcares o de cuales frambuesas contienen antioxidantes?" Aubrey estaba preocupada.

"En estos momentos no te preocupes por eso; esas son habladurías. De acuerdo a nuestro propósito y basándonos en la posición en la que te encuentras; eso no es relevante. Mira, uno de los mayores peligros que veo cuando la gente inicia el proceso para adelgazar es que ellos mismos lo complican. En mi experiencia veo ellos mismos se sabotean para hacerse creer que en realidad están tratando. Esto es triste y complicado, pero lo escucho todo el tiempo, 'Trato de comer saludable, pero hasta la soda de dieta es mala para mí,' o 'no puedo dejar de comer pan, me encanta el pan.' Y ahí es cuando comienzan las frases destructivas, 'por eso no puedo tener éxito; es imposible.' Se dan por vencidos y regresan a sus hábitos alimenticios de comida chatarra. Hay un exceso de información sobre nutrición allá afuera que es buena pero que no la necesitamos. Yo estoy hablando de tomar decisiones basadas en un entendimiento más profundo. Tú aún no te encuentras ahí. Llegarás, pero hoy no es el día. El día de hoy quiero que dejes de comer tanto pastel de chocolate. Hay que enfocarnos en eso. Simplifiquemos antes de complicarnos. Enfocarte en lo que funciona en tu vida te proporciona mayores oportunidades de tener éxito," explicó el Sr. Flaco.

"Entendido. Y cuando supere ese nivel, entonces estaré lista para avanzar a un nivel más avanzado y profundo," dijo Aubrey.

"Exacto. Simplificar antes de complicar," dijo el Sr. Flaco. "Tu enfoque debe concentrarse en el consumo de calorías y te prometo que este proceso funcionará. De lo que sí tienes que preocuparte es de cuánta agua tomas al día; no está tan mal como cuando empezamos, pero todavía necesita mejorar," apuntó a la botella de agua de Aubrey que todavía estaba llena.

"Pues sí he empezado a tomar mucha agua, ¿cuánta más necesito?"

"Para el consumo de agua quiero que lo calcules dividiendo tu peso en dos. Toma ese número y conviértelo en onzas. Entonces si pesas ciento ochenta libras, necesitas noventa onzas de agua."

"Se oye mucho," ella suspiró.

"Sí, es mucho, pero los beneficios de tu salud y pérdida de peso son increíbles. Una manera fácil de checar que tan saludable estás es por el color de tu orina," dijo el Sr. Flaco.

"¿El color?" preguntó.

"Así es. Si tienes la suficiente agua en tu sistema, tu orina debe de estar clara. Si esta amarillenta, amarillo fuerte o cualquier otro color entonces sí ... ¡Ni el Chapulín Colorado podrá salvarte!" dijo el Sr. Flaco

Los dos se rieron.

"Bien. Más agua, ya lo entendí. Entonces ... ¿cuándo empezaré este nuevo programa avanzado de nutrición? ¿El lunes?" preguntó Aubrey.

"¿Lunes? ¡Ja, ja, ja ... sí cómo no! Empiezas ahora," dijo el Sr. Flaco señalando su cuaderno.

"¿Ahora, ahorita?" Aubrey abrió los ojos de rana.

"'Empiezo la dieta el lunes,' ¿por qué el lunes? ¿Qué tiene el lunes de tan especial?" el Sr. Flaco sacudió la cabeza.

"No sé, tal vez el hecho de que tengo tiempo para deshacerme de todo lo que me hace daño," dijo Aubrey con una actitud infantil.

"Esa es una excusa y más tiempo para prolongar el dolor que asociamos con seguir una dieta estricta," dijo el Sr. Flaco.

Aubrey suspiró, "Supongo que sí."

"Ya sé lo que estabas pensando, 'Me voy a dar un último gustito,' ¿me equivoco?"

"Pues," Aubrey sonrió avergonzada.

"Pues, ¿no se te hace que ya te diste muchos 'gustitos' todo este tiempo?" el Sr. Flaco la vio de pies a cabeza por el espejo.

"Supongo que sí," afirmó Aubrey con la cabeza.

"Mira Aubrey, es como esperar hasta el lunes para empezar a ahorrar dinero. Digamos que creas un plan maestro para comprar el carro de tus sueños ahorrando cinco dólares todos los días. Estás emocionada por tus futuros ahorros. El sacrificio diario te llevará a realizar uno de tus más grandes sueños. ¡Qué emocionante! ¿Pero qué pasa el fin de semana previo al primer día que empezarás a ahorrar? ¡Gastas trescientos dólares! Desafortunadamente, te tomará dos semanas y media para ahorrar lo que gastaste. Esto no es bueno. Frecuentemente veo esto con la gente. Se sabotean ellos mismos gastando demasiadas calorías de su presupuesto justo días antes de empezar una dieta. ¡Se disparan en el pie antes de empezar la carrera! ¿Este no será tu caso verdad?"

"No, yo no." Aubrey sabía que era tiempo de tomar al toro por los cuernos e iniciar a trabajar para poder estar en forma.

"Entonces comprométete a cambiar en este momento. Ahora es el mejor día para empezar tu programa. No hay papeleo o preparación mental. Comienzas ahora y trabajarás hasta conseguir el cuerpo que siempre has deseado. Vamos Aubrey, ¡has esperado este momento toda tu vida! Mereces ese cuerpo que tanto deseas y ahora es el día para dar un paso más hacia tu meta," dijo el Sr. Flaco mientras saltaba la cuerda.

Aubrey estaba mentalmente preparada; había estado trabajando con el Sr. Flaco por varias semanas y su entendimiento acerca de estar en forma y del bienestar corporal se había transformado. Todo se miraba simplemente con más claridad. *Ahora realmente entiendo lo que es importante. Ojalá antes hubiera sabido lo que sé ahora.*

"¿Sabes qué? Tienes razón. Ahora es el día y este es el momento. Me comprometo cien por ciento contigo a cambiar," dijo Aubrey levantando el brazo como una ganadora.

"Felicidades Aubrey. Estoy muy contento por ti y estoy seguro de que tendrás un tremendo éxito. Ahora, ve a recoger tus cosas. Vamos a ir de compras al mercado," dijo el Sr. Flaco.

"¿En serio? ¿Ahorita?"

"Sí, ahora mismo. Así es esto de importante y el plan suena sencillo; pero él no estar preparado con los alimentos adecuados para la semana causa problemas en cualquier plan de nutrición. Yo estoy comprometido con tu éxito; tu éxito es mi éxito. Eso me define. Me enorgullezco de mi profesión. Honestamente Aubrey, la razón más importante aquí eres tú," el Sr. Flaco sonrió y abrazó a Aubrey.

A Aubrey se le pusieron los ojos llorosos; ella en su corazón sabía que el Sr. Flaco sólo quería verla triunfar. Él estaba dispuesto a hacer cualquier cosa para ayudarla.

"No te voy a defraudar," contestó Aubrey.

"Yo sé que no lo harás Aubrey, yo sé que no," contestó.

Ella se cambió de ropa y se apresuró a encontrarse con el Sr. Flaco para irse juntos al mercado.

"Esto me gusta," dijo ella emocionada por los alimentos saludables que seguramente el Sr. Flaco le recomendaría.

Mientras caminaban hacia el mercado, el Sr. Flaco le dio a Aubrey una barrita de suplemento alimenticio.

"Ten, comete esto," dijo él.

Ella lo miró raro y se comió la barrita.

"¿Para qué es esta barra?" preguntó Aubrey.

"Bueno, uno de los errores más grandes que la gente comete frecuentemente es hacer sus compras del mandado teniendo hambre," dijo él. "Tomarás muy malas decisiones y tendrás muchas tentaciones si tienes el estómago vacío."

Eso es cierto. Cada que voy al mercado y tengo hambre, acabo llevando comida que regularmente no compro pero que mi lombricita en el estómago me pide a gritos.

"Es un error clásico, pero es fácil evitarlo si traemos con nosotros antojitos de emergencia," dijo el Sr. Flaco.

"¿Antojitos de emergencia? Espérate, ¿qué es eso?"

"Bueno, los antojitos de emergencia son botanas ligeras que puedes cargar en tu bolsa, el carro, la oficina o cuando vas al gimnasio. Estas botanas pequeñas son para emergencias, es decir, cuando no tengas acceso a comidas saludables. Por ejemplo, si tienes que asistir a una junta de trabajo, una botana va a calmar tu hambre y evitará que después termines comiendo en exceso," dijo el Sr. Flaco.

"¡Wow! ¡Esa es una muy buena idea!" dijo Aubrey.

"Gracias Aubrey, únicamente te estoy dando información que sé que te va a servir. Recuerda, esta será la primera vez que tendrás éxito rebajando de peso. Yo no solamente he rebajado cincuenta libras, también he ayudado a cientos de clientes a hacer lo mismo. Es a través de los años de experiencia, diferentes historias y errores, lo que me permite dar la información adecuada. Ahora, por más que yo te diga o sugiera, lo importante es que tú sigas los consejos que te doy," dijo el Sr. Flaco.

"Momento, momento … ¡barájemela más despacio! Ó sea tú … el Sr. Flaco … ¿estuviste gordo? ¡No te creo!" Aubrey estaba asombrada con la boca abierta.

"Yo sé que es difícil de creer, pero alguna vez estuve donde tú estás," dijo el Sr. Flaco. "Yo sé lo que es sentirse inseguro. Evitar encontrarte con viejos amigos por las libras que has aumentado. Sentir que la gente te critica cuando repites plato a la hora de la cena. Que todos y me refiero absolutamente a todos, te den consejos sobre diferentes dietas."

En ese momento él se metió la mano a su bolsa y sacó la hoja donde tenía escrita su GRAN GANA.

"Mira, quiero compartir esto contigo. Hace algunos años estaba disfrutando de una reunión con mis amigos a la orilla de la playa. Era un típico día soleado de verano en el Sur de California. Todo marchaba extraordinariamente bien o al menos eso pensaba. Estábamos mis amigos y yo conviviendo y jugando futbol en la arena. Entre ellos estaba un entrenador al igual que yo. No era mi amigo pero si un muchacho agradable. Pues este muchacho decidió quitarse la camiseta y resultó que estaba muy en forma. Tenía estomago de lavadero y todos dejaron de hacer lo que estaban haciendo para admirar su físico. En eso alguien gritó, 'Sr. Flaco, ¿que tú no eres entrenador personal también? ¡Enséñanos tu lavadero!'

Recuerdo esas crudas palabras como dagas en el pecho. Aunque estaba en la industria de gimnasios y el bienestar corporal, problemas que tuve en mi vida personal hicieron que me descuidara y ni por casualidad tenía el físico que debí haber tenido para ser entrenador. Sentí mucha vergüenza. ¿Cómo podría ayudar a otros cuando ni siquiera era capaz de ayudarme a mí mismo? En ese momento tomé la decisión de nunca volverme a sentir así. Me sentí terrible por dentro y por fuera."

Aubrey se quedó paralizada del asombro.

"Es por esa razón que si alguna vez me llego a sentir tentado a alejarme de mi plan, de mis metas o a renunciar a mis sueños, recuerdo ese día en la playa y ese terrible sentimiento. Nunca jamás, ¡nunca! Yo no merezco sentirme así; nadie se lo merece."

Aubrey contestó con la cabeza que no.

"Yo sé que el camino es largo y difícil, pero también sé cómo mi vida ha mejorado. Nada en esta vida que valga la pena llega fácil. Esa es la razón por la que dedico mi vida a capacitar a otros a alcanzar sus metas."

Llegaron al mercado. El Sr. Flaco miró a Aubrey y le preguntó, "¿Dónde está tu lista?"

"¿Qué, qué? ¿Cuál lista? Pensé que tú me ibas a ayudar a comprar los alimentos saludables que necesito." Aubrey miró a todos lados confundida.

Él sonrió, la miró y le dijo, "Bueno, así no funciona. Primeramente, ¿por qué no escribes la lista en tu teléfono?"

"No sé," contestó ella. "Lo que pasa es que más o menos trato de recordar lo que me hace falta y ya," ella sabía que esa respuesta no le iba a gustar nada al Sr. Flaco.

"Sin un plan no hay posibilidades de tener éxito. Cada que vengas al mercado de compras debes de tener tu plan listo. En la actualidad, casi toda la gente tiene un teléfono inteligente pero no todos le sacan provecho. Deberías de tener un archivo en tu teléfono con la lista de los alimentos que elegiste para tu presupuesto de calorías. Si el alimento no está en tu lista no lo compres," dijo el Sr. Flaco.

"¿Qué tipo de alimentos debo de tener en mi lista?" ella preguntó mientras sacaba su teléfono.

"Buena pregunta, ¿cuál era el nombre del juego?"

"La Ley de Conservación de Energía," contestó Aubrey.

"Correcto. ¿Y qué es lo que queremos minimizar?"

"Calorías," contestó Aubrey.

"Exacto," dijo el Sr. Flaco. "Aproximadamente, ¿cuántos diferentes tipos de alimentos consumimos?"

"Entre veinticinco y treinta y cinco," contestó Aubrey.

"Perfecto, ¿entonces por donde deberíais empezar?" preguntó el Sr. Flaco.

"Primeramente, necesito enfocarme en reducir el número de calorías de los alimentos que ya consumo," contestó Aubrey.

"¡Lotería! Ahora, saca tu teléfono y empecemos a escribir la lista. Esta será la lista que usarás de hoy en adelante. Recuerda que los planes de comida no funcionan pero planear los alimentos que vamos a comer funciona bien."

Caminaron juntos por todo el mercado y el Sr. Flaco le explicó las calorías que se estaría ahorrando al sustituir diferentes alimentos que seleccionaban: soda de dieta en lugar de soda regular, sustitutos de azúcar en lugar de azúcar, rociador de aceite de oliva en lugar de aceite regular.

"Ahora, las opciones que elegimos en bajas calorías te sabrán diferente, pero sólo al principio," dijo el Sr. Flaco.

"¿Entonces qué hago?"

"¡Pues te aguantas! Recuerda tu GRAN GANA y date cuenta de la importancia de estas opciones. Nada más piensa que estos simples alimentos en tu carrito de mandado te llevarán al cuerpo que siempre has soñado. Te lo prometo Aubrey, esto funcionará," él le explicó. "Hay que encontrar alimentos agradables que quepan en tu presupuesto de calorías. También necesitas encontrar botanas en bajas calorías. Como frutas, verduras, pedazos de queso o barras de suplemento alimenticio. Debes buscar alimentos que puedas consumir durante el día para evitar largos periodos de tiempo entre cada comida."

"¿Sabes por qué es esto importante?" El Sr. Flaco puso naranjas en el carrito de mandado de Aubrey.

"¿Para que mi metabolismo esté activo?"

"Más o menos estás en lo correcto. Necesitas comer de cada tres a cuatro horas para tener un nivel de energía constante y evitar malpasarte. Si te esperas demasiado entre una comida y otra te arriesgas a comer en exceso. Tienes que trabajar en tu alimentación durante el día para evitar comer en exceso al final del día," explicó el Sr. Flaco. "¿Tienes una lonchera o un refrigerador en el trabajo?"

"Sí, tengo un refrigerador pequeño en mi oficina," Aubrey contestó con la cabeza.

"Ese te servirá muy bien pero también quiero que consigas una lonchera para los días que no estás en la oficina. De ahora en adelante siempre tienes que estar preparada. Ni la vida ni los dilemas de comida te tienen que tomar por sorpresa," dijo el Sr. Flaco.

Mientras finalizaban sus compras en el mercado, el Sr. Flaco se paró enfrente de los pasillos de dulces y galletas.

"¿Sabes lo que se encuentra en este pasillo Aubrey?" preguntó él.

Ella bajo la cabeza y contestó, "Sí."

"Bueno, entonces jamás vengas a este pasillo. ¿Por qué te estoy pidiendo esto?"

"Por las tentaciones," ella contestó.

"Sí, es verdad, pero también recuerda porque estoy aquí contigo. Quieres un cambio positivo en tu vida, quieres rebajar el peso no deseado. Quieres estar saludable. Así que cuando tú o cualquier otra persona me dice, 'Pero es que no sé qué comer,' les digo que dejen de mentir. Tú sabes exactamente lo que debes comer y eso no te hace daño. Lo que te hace daño son las cosas que no debes comer. ¿Sabes lo que es comida chatarra? Es una mierda. Si estás tomando en serio tu compromiso de estar saludable, ¿por qué creerías que puedes poner comida chatarra dentro de tu cuerpo? Piénsalo … y estoy hablando en serio; piénsalo. ¡Se llama comida chatarra! ¿Qué crees que va pasar? ¡Deja de jugar jueguitos y ponte seria! Disculpa … me estoy exaltando," dijo el Sr. Flaco.

¡Wow! Este hombre sí que odia la comida chatarra.

"Aubrey, yo sé que has escuchado acerca de muchas dietas. De todo tipo," dijo él.

"Ya sé, las dietas no funcionan," ella lo interrumpió.

"De hecho tu respuesta no pudo haber sido más mala. Todas las dietas funcionan. Todas funcionan porque todas están basadas en la Ley de Conservación de la Energía. Todas ellas te ponen en un déficit de calorías," dijo él.

Aubrey estaba confundida. "No puede ser, estás jugando. Yo he tratado todas las dieta habidas y por haber y todas fallan," dijo Aubrey.

"Las dietas no fallaron Aubrey," él dijo severamente.

"¿Qué quieres decir? Si no fueron las dietas, entonces … fue … oh, ya veo. Las dietas no fallaron, fallé yo," dijo ella.

"Sí, las dietas no son el problema, el problema es la gente. Las dietas nunca fallan, pero la gente si falla y fracasa todo el tiempo. Es un problema de llevar a cabo las cosas," dijo el Sr. Flaco mientras empujaba el carrito de mandado.

"¡Wow! ahora lo veo," dijo Aubrey dándose golpes en la cabeza.

Ya que estaban en la caja para pagar el Sr. Flaco dijo, "Y una última cosa, por el favor de Dios no vayas a sacar un dulce de las maquinitas ahorita a la salida. Controla tus impulsos. Un dulce equivale aproximadamente a trescientos calorías y ahí se te va una hora de tus ejercicios cardiovasculares. Tomó un dulce y lo apretó fuertemente. "Ni modo, creo que lo maté."

Los dos se rieron y caminaron hacia el carro de Aubrey. Era un jueves por la noche y ya estaba oscureciendo. Aubrey recordó que al día siguiente por la noche tenía planes de salir a cenar con sus amigas pero sabía que una de sus aliadas en su Alianza de Responsabilidad estaría ahí, su hermana Sarah.

"Muchas gracias por tu ayuda Sr. Flaco y por acompañarme al mercado a hacer mis compras. Realmente lo aprecio mucho. Simplemente aprecio de todo corazón todo lo que estás haciendo por mí."

"Un placer Aubrey. Quiero que tengas éxito. Ahora, recuerda que uno de tus puntos claves es tener una estrategia para el fin de semana. Este primer fin de semana es importante," explicó el Sr. Flaco.

"¿Por qué?"

"A mí me gusta empezar las dietas los viernes ya que los fines de semana son los más difíciles de sobrevivir. La mayoría de las dietas fracasan durante los fines de semana. Si empiezas un viernes, cuando tu motivación se encuentra en el nivel más alto, tienes mejores posibilidades de sobrevivir la parte más trabajosa. Si logras no caer el primer fin de semana para el siguiente viernes ya habrás rebajado de peso y tendrás la motivación alta y lista para la segunda semana," explicó el Sr. Flaco.

"Ya que los fines de semana son tan complicados, ¿entonces lo que necesito es enfocarme en no caer esos días?" preguntó Aubrey. *Eso tiene lógica. Siempre vi los fines de semana como los días que podía hacer trampa y atascarme hasta de lo que no. Realmente nunca intente tener disciplina los fines de semana. Esto se me va a hacer muy difícil. ¡La fiesta para celebrar el compromiso de mi hermana es este fin de semana! Ni modo, ¡no hay miel sin hiel!*

"No te preocupes Aubrey, estaré disponible para ti durante el fin de semana," él reconfortó a Aubrey. "Si me necesitas, sólo mándame un mensaje de texto, cuéntame la situación y te daré la estrategia ganadora."

"Gracias," contestó Aubrey.

"Recuerda que tienes tu MAD PLAN en juego. Tienes la motivación, aceptaste responsabilidad y disciplina. Ahora sólo tienes que preparar a tu vocecita para activar la nutrición ¡y estarás donde tienes que estar!"

"¡Yupi! así de fácil," contestó Aubrey sabiendo que esa tarea seria todo menos sencilla.

"Ve a tu casa, descansa y comienza mañana con tu nuevo desayuno bajo en calorías. El desayuno es muy importante. Ya que durante toda la noche anterior no comiste, tu cuerpo necesita calorías al despertar. El desayuno debe de ser algo sencillo. Me he dado cuenta que el desayuno no varía mucho para las personas. La gente tiende a desayunar lo mismo todos los días," dijo el Sr. Flaco. "¿Qué piensas desayunar mañana?"

"Cereal con plátano, pan tostado y jugo de naranja. ¿Está bien?"

"Eso está perfecto. Hay que empezar a cortar las calorías allí. Ese es un buen desayuno pero quiero que revises el tamaño de la porción del cereal y el número de calorías en los plátanos y del resto de los alimentos."

"¿Mañana?" preguntó Aubrey.

"No. Ahora mismo. ¿Cuántas calorías habrá en tu desayuno? Recuerda, tienes un margen de mil ochocientos calorías para todo el día."

Ella sacó su teléfono inteligente y revisó cuantas calorías contenía su desayuno. "Esto no puede estar bien."

"¿Cuantas calorías contiene?" él preguntó.

"De acuerdo a esta información, el desayuno que planeo comerme mañana contiene seiscientos cincuenta calorías pero a mí se me hacen muchas," cuestionó Aubrey.

"Tienes razón. Hubiera pensado que eran más calorías que esas. La razón es porque esas son las calorías que contiene una taza de leche y una taza de jugo de naranja, no un vaso de leche," explicó el Sr. Flaco.

"¡Oh wow! Esto sí que requiere trabajo," dijo Aubrey con la mano en la cintura.

"Sólo al principio Aubrey. Empieza por hacer un recorte, quizá no incluyendo el jugo de naranja, sólo la mitad del plátano y únicamente una rebanada de pan tostado. Te sentirás con hambre al principio pero conforme continúes comiendo porciones pequeñas tu estómago se acostumbrará y se hará más pequeño. O me gusta ponerlo de esta forma: regresara a su tamaño original," dijo el Sr. Flaco cerrándole un ojo a Aubrey.

"Ya entendí. Sé lo que hare para el desayuno," dijo Aubrey moviendo la cabeza de arriba a abajo.

"Bien, entonces mañana y durante todo el fin de semana quiero que me mandes mensajes de texto y me dejes saber cómo vas o si se te presenta algún problema. Necesitas entrenar a tu vocecita para tomar acción en tu nutrición. Esto valdrá oro," dijo el Sr. Flaco.

Aubrey y el Sr. Flaco se despidieron y Aubrey se fue a su casa. Ella sabía que el siguiente día sería el primer día del resto de su vida. Por años había esperado respuestas y por fin habían llegado. Sólo faltaba una cosa por hacer.

Y Aquí Vamos … El Primer Día … (Otra Vez)

Cuando la alarma sonó a las seis de mañana, Aubrey despertó sintiéndose llena de motivación. Nunca se había sentido tan lista como ese día. Estudió su GRAN GANA y reflexionó al respecto. *Ahora es mi día. Ahora me preocuparé por mí.*

Aubrey despertó veinte minutos más temprano de lo normal. Tenía la mala costumbre de dejar que la alarma sonara de cinco a siete veces antes de levantarse, pero desde que había empezado a entrenar con el Sr. Flaco sus hábitos de dormir habían mejorado. Aubrey comió lo que el Sr. Flaco le sugirió para el desayuno y lo redujo a cuatrocientos calorías. Hasta remplazó el jugo de naranja por café.

'Desayuno exitoso', le escribió Aubrey al Sr. Flaco en un mensaje de texto.

'¡Felicidades! ¿Qué tal se siente?'

'Muy bien ☺'

'Felicidades en tu primer decisión correcta del día. Estoy seguro de que te sientes bien porque así es como te sientes cuando tomas buenas decisiones: BIEN. Las malas decisiones te hacen sentir: MAL. Sigue tomando buenas decisiones y continuarás sintiéndote BIEN.'

Los comentarios del Sr. Flaco eran simples, más sin embargo cuando los decía encontraba la manera de que sonaran profundos.

Aubrey preparó su lonchera. Llevaba sus comidas asignadas para ese día y también antojitos de emergencia para guardar en el refrigerador de su oficina. De repente cuando Aubrey salía por la puerta, se detuvo. **Hazlo por ti misma Aubrey, tienes que hacer esto por ti.** Su vocecita la agarró. Tomó una bolsa de basura y como por arte de magia tiró la comida chatarra que tenía en toda la casa. El deshacerse de las tentaciones era una manera inteligente de asegurar el éxito. El proceso ya era lo suficientemente difícil. ¿Por qué hacerlo más trabajoso? Al momento de tirar la comida chatarra se sintió liberada. Se le quitó un gran peso de encima. *¡Ahora, si estoy lista!*

Aubrey continúo su viernes como un día común y corriente. Su nivel de energía estaba al máximo y durante la tarde trabajó en las fechas límites que se acercaban. Miró de reojo el reloj y se dio cuenta de que ya habían pasado tres horas. *Es hora de mi botanita.*

Se comió una naranja pequeña y le envió un mensaje de texto al Sr. Flaco.

'¡Ahí la llevas Aubrey, sigue así!'

'Ahora se acerca la hora de la comida Aubrey. ¡Estate lista! En el pasado quizá esperabas la hora de la comida con ansias locas porque era tu único placer del día. Si este es el caso, ¡cambia de trabajo mujer! Pero esa es otra historia ;) La comida no puede ser tu escape del mundo o la recompensa por tu trabajo. Nadie te da puntos por trabajar todos los días. Ese es tu trabajo. Deja de mirar la hora de comida como un tipo de recompensa. No lo es. Es simplemente otra comida del día y ya. No sé si preparaste tu comida del día o no, pero por favor cuando comas encuentra alimentos que vayan con tu presupuesto de calorías.'

'Tengo todo bajo control, estoy lista.'

Mientras la hora de la comida se acercaba, se escuchó un alboroto en la cocina. Se escuchaban gritos de, "Estas son las mañanitas que cantaba ..."

¡Oh, sí! ¡Ahora es el cumpleaños de Carl! ¡Chin!

'¡Ayuda! ¡Hay un cumpleaños en la oficina y también pastel!' Los pasteles de chocolate eran la debilidad de Aubrey.

'Relájate, esta es tu primer prueba de fuego pero tienes esto en tus manos. Bueno, quiero que practiques lo que yo llamo la estrategia de Sigue la Corriente.'

'Recuerda que mientras tú estás empezando una nueva vida, la gente a tu alrededor no tiene la menor idea. Ellos no saben cómo te estás sintiendo y tampoco esperes que lo entiendan. Hasta este punto ellos siempre te han visto como una glotona. No puedes enojarte con ellos porque te ofrecen un pastel de chocolate cuando anteriormente siempre se los aceptabas con una sonrisota de oreja a oreja.'

Es verdad. Siempre me enojo con la gente cuando empiezo una dieta porque pienso que sólo me quieren hacer caer. Pero, ¿cómo se supone que ellos saben que de la noche a la mañana deje de comer pastel? Eso no es justo para ellos.

'Bueno, ¿de qué se trata la estrategia?'

'Primero que nada, no anuncies que estás a dieta. Si lo haces te estarás excluyendo y teniendo discusiones que no van al caso. Cuando alguien toca el tema de comer saludable antes de una comida el ambiente cambia. Hay un tiempo y un lugar para todo, ahora no es tiempo. Toma el pastel, ponlo en la mesa y piensa que harás con el. A nadie le importa si te lo comes o no. Lo único que les importas es si lo aceptas. Es una atención que tienen para contigo. Si el pastel cabe en tu presupuesto de calorías pues come poquito. Eso significa UN pedazo pequeño

(Fíjate en el énfasis de UN) o que le des UNA mordida.
Después déjalo en la mesa y te vas.'

'¿De verdad?'

'Aja, así de fácil.'

Aubrey asistió a la fiesta, sonrió, tomó un pedazo de pastel, le deseó a Carl un feliz cumpleaños y volvió a poner el pastel en la mesa. Mientras la fiesta terminaba dejo el pedazo de pastel y nadie se dio cuenta. *¡Wow! ¿A poco funciono?* Aubrey recordó todas las veces que había anunciado su dieta y la gente se volvía un desastre. Todos diciéndole que no necesitaba ponerse a dieta, que solo se vivía una vez, que no podía vivir así y es mi cumpleaños. Efectivamente un desastre.

Se rio mientras regresaba a su oficina.

'Funciono la estrategia y funciono muy bien,' le escribió en el texto.

'☺ Por supuesto que iba a funcionar. Los eventos sociales son para celebrar a la gente; la comida es solo parte del evento. Es una atención que esta inculcada en nuestra cultura. Celebra la gente, no la comida.'

Ella sonrió cuando volvía a leer la parte de: 'Celebra la gente, no la comida.'

Aubrey sobrevivió la hora de la comida y se sintió excelente. Lo único que necesitaba era seguir funcionando por el resto del día e irse a su casa. Mientras se encontraba en el trabajo enfadada, recibió otro mensaje de texto del Sr. Flaco.

'Ahora tienes la cena del viernes por la noche en puerta y con ello una gran decisión que tomar. Y sé lo que estás pensando: Sabes que trabajé mucho esta semana y merezco salir y disfrutar mí cena.'

Ella sonrió y le contesto el mensaje de texto, '¿A poco no es cierto?'

'Claro que trabajas mucho, pero en el pasado ya disfrutaste de tus cenas y por eso estás como estás; pasada de peso.'

'Ya has estado en esa situación Aubrey, ¿y a donde te llevo eso?'

'A ningún lado …'

'¿Cómo te sentiste?'

'Insegura, infeliz y decepcionada de mí misma.'

'Esos no son sentimientos agradables. Es tiempo de cambiar. Ahora es cuando tienes que hacer la diferencia. Ahora es cuando tienes que tomar buenas decisiones. Buenas decisiones que te hagan sentir BIEN, muy bien. Mereces mirarte y sentirte de la manera que siempre has soñado. Hasta que no logres eso, todo lo demás no tiene importancia. Se fuerte, siéntete orgullosa y recuerda ser egoísta (de la otra forma). Te mereces esto Aubrey. No te convenzas a ti misma para tomar malas decisiones. Nosotros los humanos tenemos esa habilidad de negociar cualquier decisión mala. Lo conveniente de negociar es que nos permite justificarnos cuando tomamos decisiones incorrectas. Pórtate bien contigo misma y observa como este maravilloso concepto al cual llamamos bienestar corporal, transforma tu vida para siempre.'

¿Cómo supo que la cena del viernes por la noche sería un problema? Él tiene razón. Estaba buscando recompensarme a mí misma, pero siempre me recompenso a mí misma y esa es la razón por la que tengo el cuerpo que tengo ahora y me siento como me siento. Eso necesita cambiar. Esta noche tomaré buenas decisiones y mis actos coincidirán con lo que quiero lograr para mi bienestar corporal.

¡Lo logró! Aubrey eligió una cena ligera que se acomodaba a su presupuesto de calorías sintiéndose orgullosa. Escuchó a la vocecita en su cabeza, pero esta vez la vocecita se escuchó diferente. Habló con más autoridad y se escuchó como el Sr. Flaco. Cerró sus ojos y escuchó:

> *"Debes de sentirte orgullosa del trabajo tan espectacular que realizaste el día de hoy. Recuerda, al principio se siente que es mucho trabajo y esfuerzo porque sí lo es. Estás aprendiendo nuevas técnicas, nuevos hábitos y reconstruyendo como tu mente visualiza la comida. No siempre es cómodo y algunas veces tal vez te sentirás en desventaja. Pero está bien. Con el tiempo te será más fácil. Si mañana puedes repetir lo que hiciste ahora, lograras todos tus propósitos en cuanto a tu bienestar corporal. ¿No es esto increíble? Y esto es todo. Lo que hiciste hoy, las cosas pequeñas, son las que te llevaran al cuerpo que siempre has soñado. Vas a verte caliente, ¡muy CALIENTE!"*

'Lo hice,' le mandó un mensaje de texto al Sr. Flaco. 'Y creo que mi vocecita está aprendiendo y creciendo. ¿Acaso esto es todo? ¿Es este el secreto para rebajar de peso?'

'Bueno Aubrey, el verdadero secreto está en hacer las cosas. El camino puede ser largo pero no es más difícil. Estar en forma significa que en el último año las decisiones saludables de comida superaron a las decisiones malas. Si tomas cada día como venga y encuentras una manera de ganar, estarás en excelente forma. Todos querrán saber que hiciste. Créeme. La

vida está hecha de horas, minutos y lo más importante, de
decisiones.'

Aubrey se fue a acostar sintiéndose una campeona. Todo lo que
había aprendido le daba seguridad. Por primera vez en toda su
vida se sentía en control. Sabía que iba a triunfar.

Sábado. No, Espérate ...
¡Es SÁBADOOOOOOOO!

'Buenos días Aubrey,' recibe un texto el celular de Aubrey.

Entre dormida y despierta levanta el teléfono y contesta, '=/ Buenos días.'

'Bienvenida al sábado ... Bueno, usualmente se escribe así ... ¡Es SÁBADOOOOOOO!'

¿Por qué me está mandando textos tan temprano? ¿Se cayó de la cama o que rollo? Ella pensó.

'Te estoy mandando textos a estas horas de la mañana porque quiero que estés preparada para tu primer gran sábado.'

'¿Cómo? ¿Qué quieres decir?'

'La mayoría de los planes para estar en forma se arruinan los fines de semana. La gente se confía, hacen trampa con una comidita por aquí y otra comidita por allá. Y antes de lo que piensan todos los ahorros que sacrificaron durante toda la semana ¡se vienen abajo en un fin de semana! ¡Una comida que no es saludable puede costar hasta cinco mil calorías! ¡Esos son dos días de comida en una sentada!'

'¡Wow! ¿En serio? ¿Cómo puede ser eso posible? No me parece justo.'

'Yo sé que no es justo Aubrey, pero así es la vida; injusta.'

'Verás Aubrey, esto es como ahorrar dinero. Ahorrar dinero toma demasiado tiempo y también esfuerzo, sacrificio y voluntad. Para poder ahorrar mil dólares se toma tiempo.

Dependiendo en la situación, a veces toma semanas, meses o quizás años. ¿Pero para gastar mil dólares, o miles de dólares, puede pasar en segundos? ¡Incomprensible!'

'Si, eso es cierto. Ahorrar toma mucho tiempo, mientras que gastar ocurre en segundos.'

'No me malinterpretes, yo entiendo. Se llegó el sábado; es tu día para relajarte, irte de fiesta y celebrar. Pero nada más te digo una cosa para que te des una idea; hay un sábado en todas las semanas. Así que no te sorprenda cuando llegue. Mantén eso en mente. ¿Cuál es el plan para el fin de semana?'

'Bueno, hoy tengo la fiesta de compromiso de mi hermana y el domingo un almuerzo por la mañana. Eso es todo para este fin de semana, pero supongo que hare lo mejor que pueda.'

'Mira, hay cincuenta y dos fines de semana en todo el año. ¡Cincuenta y dos! Yo sólo estoy pidiendo tres fines de semana seguidos perfectos, únicamente tres. Si te mantienes en un déficit de calorías estos días, rebajarás de peso considerablemente.'

El Sr. Flaco sabía que tomaba veintiún días formar un hábito. Si Aubrey lograba tener tres fines de semanas perfectos, tendría alrededor de veintisiete días practicando sus nuevos hábitos alimenticios. Esto aseguraría el tiempo suficiente para mirar un cambio evidente en su peso y al ponerse su ropa. Una vez que Aubrey mirara resultados, le ayudaría a querer mantenerse en el programa.

'¿Por favor, podrías hacerlo Aubrey?'

'Bueno … ¡Ya está! ☺'

Tres fines de semana de cincuenta y dos no suenan tan mal.

'Bueno, planeemos la fiesta de compromiso de tu hermana. ¿Qué no es ella una de tus aliadas en tu Alianza de Responsabilidad?'

'Sí.'

'Perfecto, tengo un fuerte presentimiento que ella te tendrá listo un plato de comida saludable. Pero para estar lista déjame darte otra estrategia de comida.'

'Está bien.'

'Quizás te suene tonta, pero te quedaras en shock de lo bien que funciona.'

'Si alguien te ofrece comida que no debes consumir, míralo fijamente a los ojos, sóbate la panza y di: No gracias, porque exploto. A eso yo le llamo la estrategia del No Gracias, Porque Exploto.'

'¡Ay no! ¿A poco eso funciona?'

'Es increíble lo bien que funciona. Por alguna razón la gente respeta el hecho de comer demasiado y te dejan en paz. Creo que lo hacen para que estés satisfecho con el evento y esta expresión lo válida.'

'Que interesante.'

'Recuerda que los eventos sociales son para celebrar a la gente. La comida es parte de la cultura y parte de la celebración, pero no la parte más importante. La gente es lo que verdaderamente importa. Lo fundamental es preparar a nuestra mente para estas situaciones en particular. ¿Qué es lo que estás haciendo aquí Aubrey?'

'¿Aprendiendo?'

'Sí, ¿pero aprendiendo qué?'

'¿Cómo decir: no?'

'Sí, pero no tienes la razón completa. Mira, visualiza la realidad de las cosas. Lo que estás haciendo aquí es tratar de crear un plan de juego, una estrategia de éxito. Tu salud es importante y no puedes descuidarla. Investiga tus eventos grandes del fin de semana y programa los alimentos que vas a comer. Mi punto es que los eventos no tienen que tomarte por sorpresa si sabes que se acercan. ¡Por eso se llaman eventos! No seas floja, investiga que servirán de comer. ¿Habrá algo saludable en el menú? ¿Bebidas? ¿Nachos? ¿Pastel de chocolate? Necesitas saber que servirán de comer para tener listo un plan de juego apropiado.'

Aubrey nunca había pensado en crear una estrategia para su dieta del fin de semana. Ella sólo planeaba sus comidas entre semana y hasta ejercicios. La actitud de sus fines de semana siempre era la de, "A ver qué pasa." Desafortunadamente, ella ya había mirado exactamente lo que pasaba. Por esta razón, el tener una estrategia para el fin de semana era una idea inteligente.

Aubrey se cambió de ropa, se comió un desayuno ligero, después de unas horas una botana y luego una comida ligera. Hizo unos mandados y comenzó a arreglarse para la fiesta de compromiso de su hermana.

Cuando llegaba a la celebración su hermana la recibió con un fuerte abrazo.

"¡Aubrey, que bueno que pudiste venir hermana!" dijo ella. La hermana de Aubrey estaba preocupada ya que temía que después del divorcio de Aubrey, ella tratara de evitar todos los eventos relacionado con bodas.

"Por supuesto Sarah, es tu fiesta de compromiso. No me la perdería por nada del mundo hermanita," contestó Aubrey.

Sarah le dijo a Aubrey al oído, "¿Y adivina qué? Tengo opciones de comida saludable para ti."

Aubrey sonrió; el Sr. Flaco tenía razón. "Gracias hermana, tu apoyo significa mucho para mí."

"Yo sé que estás tomando esto en serio y quiero respaldarte con mi apoyo."

"Gracias Sarah, muchas gracias," dijo ella mientras miró una charola de deliciosos y saludables aperitivos. Aubrey logró divertirse en la fiesta celebrando el compromiso de su hermana. Hubo baile, risas y bebidas. De repente un mesero le entregó a Aubrey una copa de vino y ella se quedó congelada.

"Gracias," contestó ella. Sacó inmediatamente su teléfono y le envió un mensaje de texto al Sr. Flaco.

'¡Ayuda! ¡Tengo una bebida alcohólica en mi mano! ¿Qué hago? ¿Qué se hace con el alcohol?'

'Buena pregunta.'

'Bueno, ¿me lo tomo o le digo adiós a la borrachera?'

'Bueno, una vez más, esto depende de ti. Recuerda que mientras quepa en tu presupuesto de calorías, no pones en peligro tu meta.'

¿De verdad? Siempre pensé que tendría que dejar de tomar bebidas alcohólicas. ¡Así mero!

'Si sustituyo las bebidas dulces con alto número de calorías por bebidas en bajas calorías, ¿funcionaría?'

'Claro, hasta la cerveza light es una manera fácil de disminuir calorías. Pero recuerda, el mayor problema con el alcohol es que cuando te emborrachas tiendes a tomar malas decisiones. Y no estoy hablando de llamarle a tu ex diciéndole que lo extrañas. Estoy hablando de comer en exceso o comer alimentos que regularmente no comerías estando en tus cinco sentidos. Cuando estas borracho o borracha todo te sabe bueno. Así que no comas irresponsablemente porque te prometo que te vas a arrepentir al día siguiente. Es mejor que te vayas a dormir, tomes agua o comas algo bajo en calorías. Usualmente no es el alcohol el enemigo de las personas, sino salir borracho a media noche y ordenando todo el menú completo. Si puedes pasar esto sin problema mayor, estarías más cerca a tu éxito.'

'Jajaja … ah bueno, ya veo, pero no planeo emborracharme, sólo planeaba tomarme unos cuantos tragos.'

'Eso está perfecto. Mientras quepa en tu presupuesto de calorías, estarás bien. Provecho Aubrey.'

De repente, la pesadilla de Aubrey se acercó vestido de chocolate y caramelo. Su pastel favorito hizo su aparición triunfal como invitado especial. Era el momento de entrar en pánico. Tomó su teléfono pero se detuvo. *Aubrey relájate, tu puedes hacerlo,* dijo la vocecita en su cabeza. *Tú sabes cuál es la decisión correcta, no te hagas. Haz trabajado mucho en esto y no quieres defraudar al Sr. Flaco, a Sarah, a Carrie y lo más importante, no quieres defraudarte a ti misma. Hoy no, hoy mantendrás la disciplina.*

Mientras el mesero le daba a Aubrey un pedazo de pastel, lo miró fijamente a los ojos, se sobo la panza y dijo, "No gracias, porque exploto."

Las risas explotaron en la mesa de Aubrey, y todos continuaron lo que estaban haciendo.

Felicidades Aubrey, me siento orgullosa de ti, dijo la voz.

Aquella noche, mientras Aubrey manejaba de regreso a su casa, las imágenes de una nueva revelación se le venían a la mente. Había asistido a un evento donde hubo la posibilidad de comer en exceso, hubo postres, pastel de chocolate, alcohol y ella se mantuvo firme. La voz dentro de su cabeza, su GRAN GANA, la responsabilidad que tomó su hermana y su disciplina, le habían dado a Aubrey la fuerza para no solamente sobrevivir el evento sin caer, sino también para disfrutarlo. Esto la inspiró aún más porque nunca pensó que podría estar en forma y divertirse al mismo tiempo. En esta su nueva realidad había un balance entre salud y felicidad. Se acostó pensando, *Un día más, y tendré mi primer fin de semana perfecto.*

Y Que No Falte el Almuerzo del Domingo

'¡Buenos días!' leyó el texto temprano por la mañana del Sr. Flaco.

'¡Buenos días!' contestó Aubrey, ansiosa por empezar el día.

'Un día más. ¿Estás lista?'

'Sí, tengo un almuerzo ahorita en la mañana y después te veo para nuestro entrenamiento. Ya me fije en el internet que servirán de comer y creo que estoy preparada.'

'¿Lo estás? A ver, dime.'

'La primera cosa que voy a analizar es mi presupuesto. ¿Cuántas calorías estoy dispuesta a gastar en este evento? ¿Quiero gastar el 80% de ellas en ese lugar? De ser así, tengo que repartir el veinte por ciento de calorías que quedan entre el resto del día. ¿Correcto?'

'Sí, correcto.'

'Bueno, voy a comer un desayuno muy ligero (<150 calorías) y una cena ligera (<300 calorías) de esta manera puedo usar el resto de mi presupuesto en el almuerzo. Consecuentemente, en el almuerzo podre comer alrededor de 1,350 calorías.'

'Exacto, ¿y de qué forma funcionará esto?'

'Esto funcionara porque esto es una cuestión de energía. Cuantas calorías consumo contra las calorías que quemo. Lo que pongo dentro de mi cuerpo realmente no importa cuando se trata de rebajar de peso.'

'100% correcto Aubrey. ¡Excelente trabajo!'

Aubrey continuó con su domingo realizando su plan perfecto: tuvo un desayuno ligero y se fue al almuerzo. Antes de entrar al restaurante, buscó en su bolsa y sacó la hoja donde estaba escrita su GRAN GANA. Esto siempre la ayudaba a mantenerse, especialmente cuando sabía que estaría rodeada de tentaciones. El poder de su mensaje siempre la motivaba de tal manera que el resto del mundo parecía no importar. Inclusive, Aubrey dio un gran paso al tomarle una foto a su GRAN GANA y ponerla de fondo en la pantalla de su teléfono celular. Cada que mirara su teléfono recordaría lo que realmente era importante.

"Hola Aubrey," la recibió Julie.

"Hola Julie," dijo Aubrey. Le dio un beso y un abrazo a Julie. Ella era amiga de Aubrey desde la preparatoria. Al igual que Aubrey, Julie también había luchado contra problemas de sobrepeso y sufrían de las mismas inseguridades.

"Me alegra que hayas podido venir," dijo Julie.

"Muchas gracias por la invitación, me muero por saber los últimos chismes y que nos pongamos al corriente con las otras muchachas," contestó ella. "¿Qué vamos a comer?"

"Pues el almuerzo y champán."

"¿Quieres decir que será un bufet?"

"Exacto," dijo Julie.

Aubrey respiró profundamente y dijo, "Perfecto ..."

Aubrey tú puedes. Recuerda lo que dijo el Sr. Flaco. Todo lo que tienes que hacer es controlar las calorías que

consumes. Se consciente y toma buenas decisiones. Ya habrá otros almuerzos, pero hoy se trata de ti.

Aubrey ordenó champán sin jugo de naranja y pidió ver el menú. Aunque el bufet se miraba delicioso, no se tenía la confianza suficiente como para poder elegir la comida correcta, al menos no todavía. Se fijó en los alimentos y eligió una comida más grande de lo normal. Cuando el mesero le trajo la comida ella le pidió una caja para llevar y que cortaran la comida a la mitad. La mitad de la comida era grande pero todavía se mantenía en su presupuesto de calorías. Aubrey miró a sus amigas y luego voltio hacia abajo a ver su plato de comida. Experimentó un mundo de emociones; desde envidia, tentación y hasta aislamiento. *Relájate Aubrey, respira profundo y recuerda que en las reuniones lo importante es la gente, no la comida. Celebra a la gente.* Ella se pasó el resto del día hablando con las muchachas. Tuvo un almuerzo delicioso, pero sobresalió un aspecto. Después de la plática acerca de los hombres y de que el ex de Julie ya estaba saliendo con otra muchacha, ella se dio cuenta del número de calorías que sus amigas estaban consumiendo. Era la primera vez que miraba cuantas mimosas se tomaban, cuanta mantequilla le ponían al pan tostado y la cantidad de pasteles que todas estaban comiendo. Viéndolas comer aclaraba el motivo por el cual en el pasado ella nunca pudo adelgazar. ¡Estas comidas tenían un promedio de tres a cuatro mil calorías!

Un Movimiento por Aquí, Otro Movimiento por Allá

"Hola Aubrey. Me da mucho gusto verte de nuevo. ¡Ya estás mirándote más delgada!" dijo el Sr. Flaco.

"Hola y gracias. Y sí, mi ropa me queda más floja y me siento más saludable. Estoy entendiendo el concepto de rebajar de peso, ahora veo donde estaban mis más grandes errores," dijo ella mientras saltó a la caminadora.

"¿Qué quieres decir?" pregunto el Sr. Flaco mientras aumentaba la velocidad de la caminadora.

"Bueno, esta mañana durante el almuerzo, observaba a las muchachas comer y pensaba que yo comía antes así. No se miraba tan mal al principio, pero cuando añadí las bebidas, los pasteles y el repetir plato, me di cuenta que fácilmente mis queridas amigas ¡consumieron alrededor de tres mil calorías!"

"Sí, de hecho un gran problema y clásico error está precisamente en esa observación que hiciste. Escucho a la gente que está a dieta hablar del día que hacen trampa o la comida con la que van a pecar. Yo entiendo que un gusto de vez en cuando no está tan mal. La cruda realidad es que cuando estás intentando disminuir el consumo de calorías un accidente puede costar muy caro. El número de calorías que consumieron tus amigas fue de tres mil calorías pero me gusta interpretarlo como horas de ejercicio," dijo el Sr. Flaco.

"¿Cuántas horas de ejercicio?"

"Esa comida equivale más o menos a cinco horas de ejercicio," explicó el Sr. Flaco.

Los ojos de Aubrey se abrieron como ojos de rana.

"Aja, cinco horas. El cuerpo humano quema alrededor de seis a once calorías por minuto, dependiendo del tamaño y la condición física de la persona. Para irnos a lo seguro digamos que ocho calorías por minuto. Esa comida que fue devorada en minutos, ¡les costará cinco horas de ejercicio! Esa comida acabó con cinco horas de ejercicio o una semana o hasta dos semanas de tiempo en el gimnasio."

Los ojos de Aubrey se abrieron aún más.

"Yo sé. No es justo, ¡y que! Yo no estoy hablando de justicia. Yo te estoy diciendo la verdad. Cuando los instructores de gimnasio dicen que has quemado más de mil calorías en una hora simplemente no es el caso," aseguró el Sr. Flaco. "Ese día de trampa, ese accidente, realmente les costó. Y ese sólo fue un accidente, ¡imagínate cuantos otros accidentes ocurrieron durante la semana! Es triste porque seguramente ahorraste toda la semana y en un abrir y cerrar de ojos todo se fue abajo," dijo el Sr. Flaco moviendo la cabeza.

"Es como ahorrar cinco dólares al día por todo un mes y después ¡gastártelo todo en un día! ¡No importa cuanto tiempo estuviste ahorrando, importa cuánto ahorraste!" exclamó Aubrey mientras corría.

"¡Ja, ja, ja! Sí, tu primera analogía. Estás aprendiendo rápido pequeña saltamontes," dijo el Sr. Flaco animado. "Sobreviviste el fin de semana y estás lista para regresar a la normalidad de los lunes. Ahora el proceso es más fácil y estás construyendo una nueva fuerza. Luchar contra la nutrición los fines de semana es una de las tareas más difíciles de cumplir. Los fines de semanas están llenos de placeres terrenales. Creo que durante los fines de semana es el momento perfecto para incorporar un nuevo programa de ejercicios en tu vida diaria."

"Pero yo ya estoy entrenando contigo."

"Sí, estas entrenando conmigo y eso es parte del plan. Pero ahora vas a crear tu propio plan de movimiento," dijo el Sr. Flaco.

"¿Un programa de movimiento? ¿No querrás decir un programa de ejercicio?" dijo ella.

"Un programa de movimiento Aubrey; el ejercicio es una forma de movimiento, pero no es la única forma que existe."

Aubrey pensó en su ecuación de energía, "Energía consumida contra energía liberada; ¿entonces la energía liberada debe de ser por medio de movimiento?"

"Piensa en los programas de ejercicio que has intentado en el pasado," dijo el señor flaco mientras le daba una botella de agua.

Tomó un trago de agua, recordó los locos entrenamientos que prometían resultados en diez días y dijo, "¡Mejor no hay que pensar en esas locuras!"

"Los programas de entrenamiento no tienen que ser una loca rutina donde te mates haciendo ejercicio por noventa días. Ese quizás sería un buen entrenamiento lleno de acción, ¡pero no el correcto para ti! ¿Cómo sabemos eso?"

Aubrey continúo corriendo y no dijo nada.

"Es simple … intenta hacer uno," dijo él. Los dos se rieron. "Y cuando no puedas aguantar y se te haga muy difícil estarás en lo correcto con respecto a tu análisis. Estar en forma no tiene que ser algo complicado lleno de precisión o rutinas específicas. Todo se resume a tomar mejores decisiones. Se trata de formar un conjunto de habilidades para un estilo de vida más sano. Aprender a valorar la salud y convertirla en la número uno en tu lista de prioridades. Mi meta es ayudarte a que te des cuenta que estar en forma no es un sueño difícil de alcanzar. Es una posibilidad realista que se forma del resultado de decisiones saludables.

"Aubrey, una persona que está en forma es alguien que ha tomado decisiones saludables. Eso es todo. No hay trabajo complicado. Parece más difícil únicamente porque nunca lo has hecho, no te has comprometido de lleno o lo más probable es que no has tenido el enfoque apropiado. Mis clientes han tenido éxito cumpliendo estas tareas. Ellos realmente entienden los principales pilares para estar en forma. Es por medio del entendimiento de estos principios que las personas triunfan. Ahora, estas son sólo palabras. Lo que necesitas entender es que si realmente quieres estar en forma ocupas moverte más y comer menos. No te preocupes de nada más. Todo lo demás son suposiciones. Yo las he escuchado todas: ¿Cómo consigo estomago de lavadero? ¿Cómo me deshago de las longas? ¿De las llantitas? Yo te prometo que todo eso llegará a su debido tiempo. Conforme vayas dominando el aspecto de estar en forma estarás lista y entrenarás con más fuerza."

"Es casi como lo que hicimos con la nutrición: simplificar antes de complicar. ¿Fácil antes que difícil?" dijo ella mientras se limpiaba el sudor de la frente.

"Exacto. Déjame darte uno de mis ejemplos favoritos del gimnasio. Veo que un hombre empieza un programa para estar en forma. Quiere hacer la misma rutina de ejercicios de un fisicoculturista profesional. ¡Imagínate nada más! Un abogado gordito que no ha hecho ejercicio desde la preparatoria, ¡está intentando hacer la misma rutina de un profesional! ¿Qué crees que va a pasar?"

"Nada bueno," ella bromeó.

"Yo quiero que ese abogado tenga éxito. ¡Pero lo que el necesita es un programa diseñado para un abogado gordito que no ha hecho ejercicio en veinte años!" gritó él. "Yo entiendo que quiere tener el cuerpo de Bruce Lee lo mas pronto posible, ¡quiere enflacar a la de ya!"

"Ja, ja, ja, ya le anda al pobre," dijo ella.

"Bueno, tristemente, no puedes acelerar el proceso y aunque pudieras te prometo que no quisieras. ¿Qué si te digo que puedes estar en forma en un año y lo puedes lograr mañana mismo? Todo lo que necesitarías sería sacrificar la experiencia que tendrías durante ese año, los recuerdos, la diversión. También envejecerías un año más de la noche a la mañana. ¿Querrías eso?" preguntó el Sr. Flaco sacudiendo la cabeza.

"Pues … no. No así. No me quiero perder un año de mi vida," dijo ella sacudiendo la cabeza.

"Exacto. La gente quiere acelerar el tiempo pero sólo cuando les conviene. Desafortunadamente, no funciona de esa manera. Las cosas buenas toman tiempo. Como en todo buen camino, toma tiempo llegar a la meta y al destino final. Este proceso toma tiempo; pero vale la pena. Empezarás tu programa de ejercicio con actividades sencillas y fáciles. ¿Te gusta andar en bicicleta, nadar o quizás bailar?"

"¿Bailar? ¡Me encanta la Zumba! ¿Puedo hacer eso?" preguntó ella.

"Por supuesto que puedes. Empieza con lo que sea que te guste; puede ser el gimnasio, juegos de video que requieran movimiento, excursionismo o cualquier otra actividad física que disfrutes," dijo él mientras trotaba.

"¿En serio?"

"¡Sí! ¡En serio! Cualquier cosa que requiera movimiento funcionará pero déjame decirte un secreto importante," dijo él. "Acércate, no puedo dejar que alguien más escuche esto …"

Ella se acercó más y el Sr. Flaco dijo, "El secreto es … ¡Qué tienes que hacerlo!"

Ella sonrió sabiendo exactamente a lo que él se refería.

"Para tu entrenamiento del fin de semana escoge una actividad que te guste hacer, prográmala para cierta hora y día y ¡hazla! Planea hacer esta actividad por lo menos una vez a la semana. Respecto al ejercicio, empezarás leve y conforme avancen las semanas añadirás más fuerza."

"¿Por qué?" preguntó Aubrey. "¿No sería mejor si planeo ir más de una vez? De esa forma si planeo ir cinco veces a la semana y fallo una vez al menos pude ir cuatro."

"De hecho, ese es otro error muy común Aubrey. Tú quieres seguir en forma la semana entrante, el mes que viene, el próximo año y en diez años. Necesitas implementar un plan que te funcione el resto de tu vida; empieza con un simple plan que puedas ir moldeando. Esto te asegurará el éxito. Ahora fácil y después difícil cuando estés lista. Conforme avances en el camino para estar en forma y te demuestres a ti misma que eres capaz, tú misma te pondrás nuevos retos, quizás competir en una carrera de 5 kilómetros, un maratón o hasta un triatlón. Todo esto pasará conforme vayas progresando y te pongas cada vez más y más en forma," dijo el Sr. Flaco.

"Al comenzar este camino para estar en forma quiero que te concentres en dominar la ecuación de: Energía consumida contra energía liberada. Incorpora más movimiento en tu vida diaria. ¿Cómo puedes lograr esto?" preguntó el Sr. Flaco pegándole a su cuaderno con el lápiz.

Aubrey pensó por un momento. Ella tenía un trabajo de oficina en el cual la mayoría del tiempo se la pasaba sentada y no requería de mucho movimiento. En eso su voz interior habló

fuerte: **_Encuentra la manera Aubrey. No acepto un "no."
Quiero escuchar … a pesar de este obstáculo pude …_**

"Si estás en la oficina," empezó el Sr. Flaco.

"¡Puedo usar las escaleras y estacionarme más lejos!" gritó Aubrey animada.

El Sr. Flaco sonrió y dijo, "Veo que tu voz interior se está haciendo presente. ¿Puedes ver como estos cambios de movimiento te pueden ayudar?"

"Más movimiento equivale a gastar más energía, lo cual significa que quemo más calorías. ¿Correcto?" preguntó Aubrey mientras miraban hacia la parte alta de las escaleras del gimnasio.

"Eso es correcto. Fijémonos en el valor de estos nuevos movimientos. Superficialmente, parecería que no es mucho, pero fíjate y pon atención. Tomarás las escaleras cuando vayas a tu oficina, ¿parece no ser la gran cosa verdad? Bueno, sí lo es. Hagamos las matemáticas. Si estás en el tercer piso y tomas las escaleras dos veces al día, quemas aproximadamente veinte calorías en esos tres minutos en los que subes las escaleras. Esto ocurre cinco días a la semana por doce meses. Entonces, en un año esas son dos mil cuatrocientos calorías. Y quizás en este momento no parecen muchas, ¿pero que si las multiplicamos por los siguientes veinte años? ¿Cuántas calorías son esas?" preguntó él desde arriba de las escaleras.

"¡Esas son cuarenta y ocho mil calorías!" ella aplaudió.

"Sí, ¿o cuantas libras? Recuerda dividir las calorías entre tres mil quinientos," dijo él.

"¡Alrededor de … catorce libras! ¡Wow! ¡Y sólo por usar las escaleras en el trabajo!"

"Ahora, si te estacionas más lejos …"

Aubrey sonrió y contestó con la cabeza que sí.

"Bueno, pues ya te diste una idea. Lo que estamos buscando es que hagas cambios en tu comportamiento que puedas mantener y que aumenten el nivel de calorías que quemes y gastes a lo largo de tu vida. Esto hará una mayor diferencia que cualquier otro programa de ejercicio de una hora," explicó él. "El juego consiste en descubrir cómo puedes quemar más calorías, aumentar tus movimientos, quemar más, moverte más," dijo él.

"Eso es sencillo. Me gusta," dijo Aubrey.

"Efectivamente. Estos son cambios sencillos de comportamiento que se pueden emplear diariamente. La única razón por la que no los harías sería por flojera o porque desconoces la importancia del movimiento. Si haces estos cambios, yo te prometo Aubrey que es cuestión de tiempo para que puedas tener el cuerpo de tus sueños. Pero ya no puedes estar de floja en el sillón viendo novelas Aubrey," dijo él.

"Prometo que ya no seré floja," dijo ella.

"Ahora que ya cuentas con la sabiduría debes de aplicarla. Las decisiones son tuyas. El desfile se acerca y está en ti ser parte del desfile o mirarlo pasar. Y yo sé que podrás tener éxito porque he comprobado que estas estrategias sí funcionan," dijo el Sr. Flaco.

Aubrey se sintió más viva y lista que nunca. Confiaba en su voz interior y sabía que sus nuevas estrategias para estar en forma funcionarían. Ella también presentía que su tiempo con el Sr. Flaco estaba llegando a su final.

"¿Cómo te puedo pagar todo esto?"

El Sr. Flaco se detuvo por un momento y dijo, "Hay dos cosas que quiero que me prometas."

"Primeramente, prométeme que aplicarás estos principios para estar en forma, lograrás tus metas y tendrás el cuerpo que siempre has soñado. Mi meta es capacitarte con seguridad y no solamente en tu apariencia física, también en tu actitud ante la vida. Estas bases fundamentales para el bienestar corporal te enseñarán la sencillez y la verdadera belleza de estar en forma. Tu éxito es la mejor forma en que puedes pagarme."

"Así será. Hare que te sientas orgullosa de mí Sr. Flaco," sonría Aubrey. "¿Cuál es la otra promesa?"

"Pues tú sabes Aubrey que la obesidad se ha convertido en una epidemia. Me entristece mirar a la gente arruinar sus vidas por la falta de educación sobre el tema. Muchos tienen el deseo, la intención; pero cualquier intención sin el plan adecuado no te lleva a ningún lado. El mundo de estar en forma puede ser confuso. El bienestar corporal y el estar en forma han embellecido y mejorado mi vida de una manera increíble. Considero que ese es un regalo que todos nos merecemos y por eso te pido que compartas estos principios para estar en forma con tus seres queridos. Conforme sus vidas mejoran, irá mejorando la tuya también. Trabajando juntos todos podemos estar en forma, tener salud y llevar una vida plena. Vivir la vida tal y como debe ser, ¡absolutamente maravillosa!"

¡Saboreando el Dulce Éxito!

"Buenos días Aubrey, ¿puedo hablar contigo?" preguntó Carrie.

"Por supuesto amiga, adelante," contestó Aubrey.

Carrie suspiró y dijo, "Quiero pedirte ayuda."

"¡Claro que sí! ¿En qué te puedo ayudar?"

"Bueno, quiero saber tu secreto."

"¿Mi secreto? ¿Mi secreto de qué o qué?" contestó Aubrey.

"Tu secreto de cómo lo has hecho. En los últimos ocho meses has estado imparable Aubrey. Te promovieron como ejecutiva en la empresa, tienes un novio nuevo que te trata como reina, completaste tu primer mitad de maratón, haces ejercicio, siempre sales y … y …"

Aubrey sonrió y dijo, "¿Y?"

"¡Estás flaquísima! ¡ENFLÁCAME!" gritó Carrie.

Aubrey sonrió y dijo, "Gracias Carrie, pero tú al igual que yo sabes que el camino no fue fácil."

"Yo sé. Y sé que trabajaste con el Sr. Flaco, pero honestamente, en estos momentos no tengo dinero para pagar sus servicios," dijo Carrie moviendo la cabeza.

Esto entristeció a Aubrey. Ella al igual que el Sr. Flaco quería que todos tuvieran éxito en cuanto a estar en forma.

"¡Ya sé!" exclamó Aubrey. Buscó en su cajón y sacó un cuaderno todo maltratado.

"Mira, toma esto," dijo Aubrey.

Carrie abrió el cuaderno y en el lado izquierdo estaban anotadas las comidas que Aubrey consumía cuando empezó a trabajar con el Sr. Flaco. En el lado derecho, estaban escritas las Poderosas Analogías del Sr. Flaco y el MAD PLAN.

Carrie abrió el cuaderno:

M- Motivación	**P** - Preparar
A - Aceptar Responsabilidad	**L** - La vocecita para
D- Disciplina	**A** - Activar la
	N - Nutrición

GRAN GANA

Encuentra tu verdadero "Porqué."

Alianza de Responsabilidad

Elige 3 personas que te hagan responsable. Una en el trabajo, una en casa y tu amiga(o) más cercana(o).

Disciplina

Haz lo que tengas que hacer, tengas o no tengas ganas de hacerlo.

Una Libra = 3,500 Calorías

Para poder rebajar una libra debes quemar 3,500 calorías.

Ley de la Conservación de la Energía

La única ecuación que importa.

ENERGÍA CONSUMIDA vs. ENERGÍA LIBERADA

Calorías entrantes*: El consumo de comida* vs. Calorías salientes: *Nivel de actividad*

Comer mucho + moverse poco = **Subir de peso =>**

Almacenar calorías extras (GORDA) ☹

Comer menos + moverse más = **Rebajar de peso** =>

Disminuir el exceso de calorías (DELGADA) ☺

Dieta apropiada + actividad moderada = **Mantener un peso saludable** (MANTENER)

Nutrición: Agregar un Cero para el Consumo de Calorías

Para bajar de peso agrega un cero a tu peso regular y ese será el número al que tendrás que reducir tu consumo de calorías. Conforme bajes de peso también bajara el consumo de calorías. Pero nunca menos de 1200 calorías.

Ejemplo: 180 libras = 1800 calorías

* Para convertir kilogramos a libras:

Multiplica las kilogramas por 2.2

Ejemplo: 82 kilos = (82 *2.2)= 180 libras

Agua: Dividir Peso Entre Dos en Onzas

Para rebajar divide tu peso entre dos y convierte el número a onzas. Esa es la cantidad de agua que requieres tomar diariamente.

Ejemplo: 180 libras = 90 onzas.

* Para convertir kilogramos a libras:

Multiplica las kilogramas por 2.2

Ejemplo: 82 kilos = (82 *2.2)= 180 libras

La Confusión de Calorías

1. *Las personas sobre calculan el número de calorías que queman.*
2. *Las personas subestiman el número de calorías que consumen.*

Poco a Poquito Vamos Ganando el Jueguito

Comidas Planeadas vs. Planes de Comida

Qué es Qué

Antojitos de Emergencia

Simplificar Antes de Complicar

Celebra la Gente, No la Comida

Estrategia de 'Sigue la Corriente'

Estrategia de 'No Gracias, Porque Exploto'

Una Mala Comida = Cinco Horas de Ejercicio

Programa de Movimiento

Las Poderosas Analogías del Sr. Flaco

#1

El camino para rebajar de peso es como viajar por un bosque desconocido. No conoces el camino exacto ni que tan lejos o traicionera será la búsqueda. Los verdaderos peligros del bosque caen en lo desconocido. ¿Cómo podrías sobrevivir tu sola? Yo, por otro lado, ya he atravesado ese bosque varias veces. Con seguridad, yo he atravesado ese difícil camino con distinta gente, tomando en consideración cada una de sus destrezas y proporcionándoles un curso apropiado. No sólo puedo trazar la ruta, también sé el camino más rápido y el más seguro. Así que escucha detalladamente, sígueme muy cerca y disfruta los frutos del éxito.

Escuchar y seguir los consejos. Nunca lo he hecho antes, pero él sí. Muchas veces y con distinta gente. Él es todo un experto.

#2

Tu nivel de estar en forma es como una balanza de decisiones. En esta balanza imaginaria necesitas analizar todas las decisiones malas que has tomado en el último año. En el lado izquierdo pones las decisiones malas que tomaste durante el año y en el lado derecho pones las decisiones buenas. En tu caso en particular, la balanza se inclina al lado izquierdo. Tu balanza tiene más decisiones malas que buenas. Conforme empieces a avanzar positivamente, la balanza se inclinara a tu favor. Lento pero seguro. Añadirás más decisiones buenas a tu balanza y se ladeara al centro. Cuando la balanza no se incline para ningún lado y se quede en medio, sabrás que has tomado el mismo número de decisiones buenas y malas. Pero para que exista un progreso de verdad, necesitas más decisiones buenas. Necesitas portarte bien mucho más que te portaste mal.

La manera como me veo se basa en las decisiones que he tomado en el último año. Si me miro mal es porque he tomado malas decisiones con respecto a mi salud. Si me quiero ver mejor necesito tomar mejores decisiones a lo largo del próximo año.

#3

La forma como interpretamos el sabor de la comida es como la cena de acción de gracias. Sabemos que ese día no es solo para comer, sino para devorar. Para comer lo que sea que nos pida nuestra panza y corazoncito. La mayoría de la gente se rehúsa a comer todo el día hasta la hora de la cena y terminan malpasándose todo el día. No comen en todo el día con una sola intención: Cuando por fin llegue la bendita y tan esperada cena al estómago les sabrá como a manjar de los Dioses. Ahora tomemos en consideración la misma cena espectacular. ¿Qué pasa si te comes una manzana justo antes de la cena? ¿Qué va a pasar con ese delicioso manjar de los Dioses? ¿No sabe igual verdad? Sabe a la misma comida de todos los días. ¿Se te hace raro? La composición de la comida no ha cambiado ni un poco. La diferencia es como nuestra mente interpreta la comida. Es fascinante.

Si dejo que pase mucho tiempo entre una comida y otra, la manera que mi mente interpreta el sabor cambia completamente. Debido a que estoy "malpasándome" todo el día, se me antojan comidas más grasosas. Tener el antojo de comidas grasosas de alguna manera hace que sepan mejor cuando me las como. Necesito evitar esos antojos porque sólo me llevan a comer en exceso.

#4

Administrar calorías es como administrar el dinero. Si quieres rebajar de peso, quema más calorías que las que comes. Si quieres ser rico, has más dinero que el que gastas. ¿Sencillo no? La diferencia es que con el dinero tú tienes una visión fija. Cuando eres el beneficiario de un aumento o un regalo, sabes cifras exactas. Si te excedes en gastar dinero, miras el estado de tu cuenta disminuir. Desafortunadamente, este no es el caso con la comida. Sin poder ver el balance de la comida, te ves obligado a adivinar. Tienes que adivinar cuantas calorías consumes y cuantas calorías quemas. Tristemente, la mayoría del tiempo adivinas a tu favor y conveniencia.

Para rebajar de peso necesito quemar más calorías de las que consumo. El no poder ver el balance de mis calorías me obliga a adivinar. Esto hace que sea más difícil rebajar de peso.

#5

La responsabilidad de estar en forma es como el ensayo de diez páginas que tenías que entregar cuando estabas en la universidad. Te acuerdas de aquellos buenos días universitarios cuando mirabas el programa de los cursos y pensabas, 'Este proyecto no se entrega hasta la séptima semana del semestre, todavía tengo tiempo.' Y ahí estabas, imprimiendo tu ensayo minutos antes de la fecha límite, pero lo terminabas. ¿Por qué? Porque tu profesor lo iba a revisar. Estabas siendo responsable. Pero para rebajar de peso, ¿cuándo se entrega ese 'ensayo?' Nunca. ¿Entonces qué pasa? Haces decidía y no lo haces. Y si te la pasas tomando decisiones horrendas sobre nutrición, el 'ensayo' se hace más largo. Te olvidas de trabajar en él y no pasa nada. Sin nadie que esté ahí presente para revisar tu progreso, simplemente tú eres la responsable de tus actos, lo cual a veces no es buena idea.

Cuando no soy responsable de mis metas de pérdida de peso, no las termino. Si las dejo a mi propia suerte nunca lograré lo que me proponga.

#6

Una alianza de responsabilidad es como la historia de la leña. Digamos que estas en el bosque rejuntando leña. Un pedazo de leña es fácil de quebrar; pero si rejuntas un pedazo de leña similar al primero, y tratas de quebrar los dos juntos, los pedazos de leña son más resistentes. Si rejuntas un tercer pedazo de leña estarás añadiendo más y más fuerza. Los pedazos de leña juntos son más fuertes que uno solo.

El pedirle a la gente más cercana a mí que me ayude proporciona un mayor nivel de responsabilidad. Mi problema se convierte en nuestro problema. De esta manera trabajamos en equipo para ayudarme a tener éxito.

#7

Los obstáculos en el camino son como tratar de escarbar un agujero. Imagínate una montaña de arena que es la que representa el exceso de calorías que has consumido a lo largo de todos estos años. Para que puedas tener éxito, necesitas un agujero en esa montaña de arena. Así que empiezas a escarbar. Tomas tu pequeña pala y escarbas lo antes posible. Escarbas y escarbas, todos los días trabajas laboriosamente cubierta en sudor, durante el otoño, el invierno y la primavera. De repente, te tomas un descanso y desatiendes el agujero que has estado escarbando. En eso, un camión de basura pasa por ahí, se voltea ¡y una carga de arena cae en tu agujero! Tu descuido acabó con las innumerables horas que pasaste escarbando en cuestión de segundos. Los errores son obstáculos que se presentan en el camino, pero debemos aprender de ellos. Quizás te querrás dar por vencida, pero de todos modos necesitas seguir escarbando y escarbar mucho. No te puedes dar por vencida. No tienes esa opción.

Realmente no importa cuánto tiempo dure trabajando en lograr mi meta. Lo importante es que un obstáculo me puede costar muy caro. El tiempo que invierta siguiendo mi dieta lo puedo tirar a la basura con tan sólo una mala decisión. El tiempo no se relaciona con el número de calorías ingeridas.

#8

El éxito permanente para estar en forma es como cuando se descompone tu carro. Te frustras porque no sabes cuál es el problema. Te fijas dentro del cofre, mueves las partes, pero en realidad no estás segura de que está pasando. Lo único que sabes es que se tiene que arreglar. Llevas tu carro al mecánico y por arte de magia tu carro funciona otra vez. A la siguiente semana lo hechas a andar de nuevo y ¡ANDALE! El carro se descompuso una vez más. Le llamas al mecánico y le dices, 'Oye tu, mi carro todavía está descompuesto,' él te dirá, 'No, yo lo arregle.' Tú estás furiosa porque sabes que en realidad él nunca arregló el problema de raíz. Sólo lo hizo por encimita. La solución que él te dio fue temporal; realmente el problema todavía sigue presente. Necesitas ser realista y darme la oportunidad de arreglar tu problema de raíz.

En el pasado cuando rebaje de peso y volví a subir, realmente nunca adelgace ya que jamás solucioné el problema de raíz. Nunca entendí "cómo" bajar de peso. Esos intentos no cuentan.

#9

La programación mental para estar en forma es como prepararte para jugar ajedrez. En este caso, tú ya sabes la siguiente jugada de tu adversario. Te sabes sus estrategias, como atacará y que métodos empleará. Con esta sabiduría puedes formular la estrategia ganadora. Si tanto deseas ganar, debes crear este tipo de estrategia. No tienes otra opción. Este es el proceso donde te encuentras ahora. Estás entrenando a tu vocecita para que maneje situaciones de una manera nueva y efectiva, te estás transformando de un peón pasivo a un rey dominante.

Puedo preparar a mi mente para los obstáculos que se avecinen. Con este método, puedo asegurarme el éxito así, sin sorpresas. Necesito enseñarle a mi mente a pensar apropiadamente cuando me enfrente a retos difíciles.

#10

Aprender nuevas habilidades es como cuando te compras un teléfono nuevo. Ya sabes ese sentimiento de emoción pero a la misma vez de enfado cuando empiezas a usarlo porque todo te parece complicado. Piensas, "¿Cómo mando textos?" "¿Dónde está el calendario?" "¡No puedo revisar mis correos electrónicos!" y "¡Extraño mi teléfono viejito!"

Al principio todos los cambios parecen complicados, pero es sólo al principio y cuestión de tiempo. Muy pronto, estos nuevos pensamientos y habilidades formarán parte de mí y serán más sencillos.

#11

Los nuevos patrones de pensamiento son como la primera hermosa lluvia del año. Conforme la lluvia fresca escurre por la ventana, batalla para encontrar su camino. Miras la lluvia por todos lados tratando de encontrar el camino perfecto por donde resbalarse. Finalmente encuentra ese camino y las demás gotas empiezan a caer donde mismo. La lluvia creo ese camino y si lo miras fijamente te darás cuenta de que estuvo ahí todo el tiempo. Así es como tu mente está pensando y lo más importante, como tu cerebro está funcionando. Con práctica y buenos hábitos todas estas nuevas decisiones serán parte de ti. De hecho, cuando te conviertas en toda una profesional, te preguntarás como fue que algún día funcionaste de otra manera. Estos nuevos patrones de pensamiento crearán una realidad en ti que te dejará sorprendida. Por eso la única forma de alcanzar esta realidad es implementando día a día estas nuevas decisiones. Es por medio de pensamientos consistentes y decisiones correctas verás los resultados asociados con acciones positivas.

La manera como pienso hoy está directamente relacionada con mis pensamientos del ayer. Para poder formar nuevos hábitos tengo que practicar nuevas maneras de pensar. Estas nuevas formas de pensar me llevarán a crear nuevos y mejores hábitos de pensamiento. Los hábitos adecuados me darán el cuerpo que siempre he querido.

#12

La disciplina para estar en forma es como aquellos días tormentosos de escuela de verano. ¿Recuerdas a los muchachos que se la pasaban jugando, que no asistían a las clases y no hacían la tarea? El mundo les importaba un comino. Y después,

¿qué paso? Se les acabaron los buenos días y derechito a escuela de verano. Y dime si no les daba coraje cuando todos ya se habían liberado de las clases y ellos se veían forzados a asistir a la escuela. Ahora, detente por un segundo y reflexiona sobre tu vida, ¿hay alguna diferencia? La verdad es que ya te divertiste demasiado. Has jugado y jugado, pero ya es hora que los días de juego se terminen. Es tiempo de apretarse el cinturón y colocar tu salud al principio de tu lista de prioridades. Hasta este punto has comido lo que has querido. Disculpa que te lo diga, pero a lo que veo lo hiciste en exceso. Realmente te pasaste. La única razón por la que alguien sube de peso es por consumir demasiadas calorías. El consumir más calorías de las que quemas físicamente resulta en engordar. No existe ningún otro motivo. Así que no te quieras engañar a ti misma. Acéptalo y sigue adelante.

Ya jugué demasiado. Ahora es tiempo de pagar los platos rotos y ponerme a trabajar.

#13

Intrínseco valor de calorías es como mirar alrededor del cuarto y entender el valor de cada objeto que se encuentra en él. Yo sé que no eres una compradora, pero estoy seguro que al menos tienes una idea de cuánto vale cada cosa. Una pluma tal vez cueste un dólar, una televisión pues ya más cara. De la misma manera como puedes calcular el valor de estos objetos lo tienes que hacer con las calorías que hay en la comida. Necesitas ser hábil para observar un plato de comida, mirar de reojo el comedor y poder calcular el valor de cada alimento. Si no tienes idea no tienes probabilidades de ganar. En pocas palabras, fracasarás.

No necesito contar calorías, pero si debo tener una idea de cuantas calorías tiene la comida. Necesito tener idea de cuánto vale cada cosa, lo cual me ayudará a eliminar comidas con número muy alto de calorías.

#14

Ahorrar calorías es como esperar hasta el lunes para empezar a ahorrar dinero. Digamos que creas un plan maestro para comprar el carro de tus sueños ahorrando cinco dólares todos los días. Estás emocionada por tus futuros ahorros. El sacrificio diario te llevará a realizar uno de tus más grandes sueños. ¡Qué emocionante! ¿Pero qué pasa el fin de semana previo al primer día que empezarás a ahorrar? ¡Gastas trescientos dólares! Desafortunadamente, te tomará dos semanas y media para ahorrar lo que gastaste. Esto no es bueno. Frecuentemente veo esto con la gente. Se sabotean ellos mismos gastando demasiadas calorías de su presupuesto justo días antes de empezar una dieta. ¡Se disparan en el pie antes de empezar la carrera!

Si en verdad estoy tomando con seriedad el lograr mis metas; no debo de hacer el proceso de rebajar más complicado. Ya es lo suficientemente difícil como para echarle leña al fuego. No tengo que añadir más calorías durante el fin de semana sólo para empezar a quemarlas todas el lunes. Tengo que empezar en este momento, antes de hacer más daño.

#15

Quemar calorías es como ahorrar dinero. Ahorrar dinero toma demasiado tiempo y también esfuerzo, sacrificio, y voluntad. Para poder ahorrar mil dólares se toma tiempo. Dependiendo en la situación, a veces toma semanas, meses o quizás años. ¿Pero para gastar mil dólares, o miles de dólares, puede pasar en segundos? ¡Incomprensible!

El quemar calorías toma esfuerzo. Rebajar de peso requiere aún más esfuerzo. Tristemente, consumir calorías y subir de peso es mucho más fácil. No es justo, pero así es la cosa.

Carrie cerró el cuaderno y con lágrimas en sus ojos dijo, "Aubrey gracias por esto. ¿Cómo podre pagarte algún día?"

Aubrey sonrió y dijo, "Prométeme que aplicarás estos principios en tu vida para estar en forma, lograrás tus metas y tendrás el cuerpo que siempre has soñado. Mi meta es capacitarte con seguridad y no solamente en tu apariencia física, también en tu actitud ante la vida. Estas bases fundamentales para el bienestar corporal te enseñarán la sencillez y la verdadera belleza de estar en forma. Tu éxito es la mejor forma en que puedes pagarme."

Carrie abrazó a Aubrey y dijo, "¡Gracias, muchísimas gracias amiguis! ¿Al menos te puedo invitar a que nos tomemos algo el viernes por la noche?"

"¿El viernes por la noche?" Aubrey se detuvo por un momento. En los últimos ocho meses no se había atrevido regresar a su barra.

"A la barra … el viernes … será … ¡perfecto! Hay una cierta personita que espero toparme una vez más," una sonrisita picara se dibujó en el rostro de Aubrey.

Tony Arreola

Apéndice

Programa de Movimiento

1. Programar ejercicios regulares
2. Agitarse
3. Usar las escaleras
4. Estacionarse más lejos
5. Hacer ejercicio mientras miras la televisión
6. Si compras comida rápida, salte del carro
7. Inscríbete en un programa de recreación y deporte
8. Incorpora entrenamiento en tu vida diaria
9. Limpia tu casa
10. Párate cuando hables por teléfono
11. Deja tu celular en un lugar alejado, no lo traigas siempre en la mano
12. Mueve la impresora a un lugar más alejado de la computadora
13. Camina durante tu hora de descanso en el trabajo
14. No uses el control remoto para cambiarle a la televisión
15. Pararte vs. sentarte
16. Sentarte vs. acostarte
17. Usa la bicicleta para ir a trabajar
18. Saca a pasear al perro
19. Juega con los niños
20. Ve de compras
21. Lava los platos a mano
22. Jardín
23. Sexo
24. Baile

La Comida en Forma de Ejercicio

Cerveza + Cerveza + Cerveza + Papitas

=

2 horas, 25 minutos ¡Corriendo!

Dona + Dona + Café de Sabores

=

1 hora, 25 minutos de ¡Natación!

Pedazo de Pastel + Pedazo de Pastel

=

1 hora, 33 minutos en la ¡Bicicleta!

Hamburguesa de Queso + Papas Fritas + Soda

=

3 horas de ¡Baloncesto!

Testimonios

"Tony estuvo a mi lado por un año, derramando su propio sudor y lágrimas mientras me ayudaba a prepararme para el día de mi boda. Pero lo más importante que he recuperado gracias al impacto que Tony ha tenido en mi vida, es la seguridad de empezar realmente a vivir una vida plena. Me sentí súper bien en mi vestido de novia, no solamente por el cuerpo que Tony me ayudó a conseguir, también por la persona segura en que me he convertido gracias a él. No únicamente se trata de perder peso o que te quede bien un vestido de novia, es también un cambio de estilo de vida. Tony lo hace sencillo con su filosofía. No existen planes de comida complicados o malteadas raras que tomar cada dos horas como en otras dietas que había intentado."

-Nicole Collins Cannis, Supervisora de Auditoria, Financiera

"Durante un periodo de cinco meses he rebajado 18 libras y mi fuerza y ejercicios cardiovasculares han mejorado al nivel más alto en toda mi vida. ¡Hasta mejoré en mis juegos de golf! Estoy muy agradecido con Tony."

-Dr. Philip Quirk, Doctor, Kaiser Permanente

"Tony no solamente sabe de varios aspectos para estar en forma, también quiero subrayar que es extremadamente atento como entrenador personal y está 100% enfocado en mí como clienta. Finalmente, las habilidades personales de Tony son las siguientes: es brillante, enérgico, entusiasta y motivador."

-Dr. Jennifer Lee, Profesora, UC Irvine

"Tony no solamente te demuestra que su programa da resultados, también te enseña a continuar comiendo saludable y a hacer ejercicio por el resto de tu vida y no únicamente durante su entrenamiento. Desarrollas la fuerza y el poder para cuidar con seguridad de tu belleza interior y exterior."

-Nadia Gómez, Maestra, California.

"Entrenar con Tony rápidamente se convirtió en mucho más que hacer una dieta y un plan de ejercicio. Se convirtió en un lugar donde podía liberar el estrés, continuar proponiéndome nuevas metas y fijarme nuevos retos físicos y mentales. No me considero una persona muy atleta y nunca hubiera pensado competir en una carrera de resistencia; y aquí estoy después de 5 medio maratones entrenando para mi primer maratón completo. Esta necesidad constante de superarme también ha influenciado otros aspectos de mi vida y creo que me ha ayudado estupendamente en mi carrera al igual que en mi vida personal.

-Jose Martinez, Ingeniero, Corporación Mazda

"La ética en su trabajo, su entusiasmo, pasión, sabiduría, profesionalismo y la sola alegría que le produce el ayudarte a lograr TUS metas, son algunas de las muchas cualidades que Tony posee. He estado trabajando con Tony durante los últimos ocho meses ¡y mi cuerpo se transformó en tan solo cuatro meses! La manera como visualizo mis metas y mi mentalidad también están en estado de transformación gracias a Tony."

-Laily Boutaleb, Oficial de las Fuerzas Armadas

"Exactamente hace 6 meses, era un adicto a los dulces y me encantaba comer comida chatarra. Decidí cambiar mi estilo de vida cuando me di cuenta lo mal que se encontraba mi salud. Empecé pesando 222 libras y con 26% de grasa corporal. Hoy en día, después de seis meses de arduo trabajo y sacrificios, ¡PESO 176 libras y cuento con 15.1% de grasa corporal! ¡No podría estar más orgulloso de mí mismo! Quiero agradecerle a la persona que hizo todo esto posible, Tony Arreola.

-Fausto Villanueva, Maestría en Administración de Empresas, USC

Acerca del Autor

Tony Arreola

Un entrenador personal certificado que disfruta cada segundo de lo que hace. Tony Arreola ha sido parte de la industria del bienestar corporal a lo largo de toda su vida. Tony ingresó a la Universidad de Irvine, California con una carrera de ingeniería en mente. Fue allí donde su pasión por ayudar a otros y enseñar realmente floreció. Durante su carrera en UCI trabajó como tutor, consejero y maestro. Tony encontró su verdadera vocación al inspirar a su compañero de cuarto de la universidad a rebajar cincuenta libras. Aquéllas cincuenta libras que su compañero de cuarto rebajó transformaron completamente la vida de ambos. Uno de ellos disfrutó de un nuevo físico, seguridad en sí mismo y de la felicidad; el otro encontró la misión de su vida.

Después de la universidad, Tony inició una carrera como entrenador personal en el gimnasio *24 Hour Fitness*. Tony prosperó al convertirse en un entrenador personal sobresaliente, posteriormente en gerente del gimnasio y eventualmente obtuvo el puesto de gerente general. Después de colaborar en el gimnasio *24 Hour Fitness*, decidió seguir su instinto y formar Total Body Project. Su sueño: brindarle bienestar corporal a todo aquel que lo desee.

Tony ha ayudado a cientos de clientes a perder miles de libras con una increíble tasa de éxito del 90%. Pero su verdadero don es su capacidad para explicar los principios del bienestar corporal en términos sencillos y comprensibles. Tony cuenta con tres certificados por parte de la Academia Nacional de Medicina del Deporte (NASM) y dos títulos universitarios; uno en Ingeniería y otro en Economía. Él considera que la educación es la clave para alcanzar el bienestar corporal al igual que una vida plena.

Tony radica en la ciudad de Irvine, California donde hace lo que le apasiona todos los días de su vida. Es un atleta activo cuya meta en su vida es completar un triatlón Ironman cada año en diferentes partes del mundo hasta que cumpla 100 años.

Conéctate

Visita Nuestro Sitio de Internet

Ingresa a www.totalbodyproject.com para aprender más acerca de nosotros y nuestros servicios. Aprende acerca de libros, videos para estar en forma, servicios de entrenamiento personal, gimnasios y productos para mantenerte en forma.

Seminarios Para Estar en Forma

¿Te gustaría que el Sr. Flaco acudiera a tu compañía? El Sr. Flaco realiza presentaciones divertidas acerca del bienestar corporal diseñadas para mantener al personal de trabajadores feliz, saludable y en forma. Para reservaciones: *tonyarreola@totalbodyproject.com*

Dale "Me Gusta" a Nuestra Página en Facebook *Total Body Project*

Se parte de nuestra comunidad que ya se encuentra en forma. Descubre más historias de éxito de gente como tú. Recibe diariamente consejos para mantener el bienestar corporal y frases motivadoras.

Conviértete en Amigo del Sr. Flaco

Mantente motivado, positivo y permite que el Sr. Flaco te ayude en tu camino para estar en forma. *Agrega a Tony Arreola en Facebook.*

Suscríbete a Nuestro Boletín de Noticias

Se él primero en aprender acerca de nuevos productos y nuevas maneras fascinantes para convertir el estar en forma en un juego sencillo de ganar. Manda tu solicitud a: *tonyarreola@totalbodyproject.com*

Sigue al Sr. Flaco en Twitter

Recibe diariamente pensamientos e información acerca de los eventos del Sr. Flaco: *tonyarreola@tbpfitness*

Sigue al Sr. Flaco en Instagram

Recibe photos y mensajes que motivan del Sr. Flaco:

tonyarreola@tbp_fitness

Sigue a Total Body Project en Linked In

Recibe mensajes y noticias sobre la compañía:

Sigue a la compañía Total Body Project Inc.

www.ingramcontent.com/pod-product-compliance
Lightning Source LLC
Chambersburg PA
CBHW060521290526
45791CB00001B/485